健康系列叢書一

自我健康管理

Self-healthful management

莊淑旂博士／指導
莊壽美／著

廣和出版社 印行

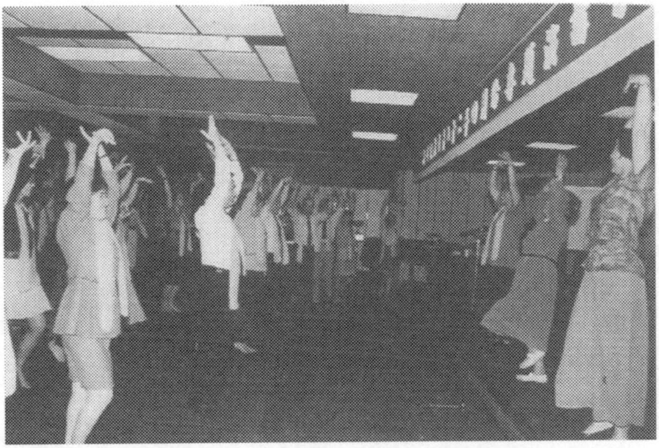

1993 年四月二十四日，莊博士在行政院衛生署演講中教完「防癌宇宙操」又作「握手歌」帶動唱。

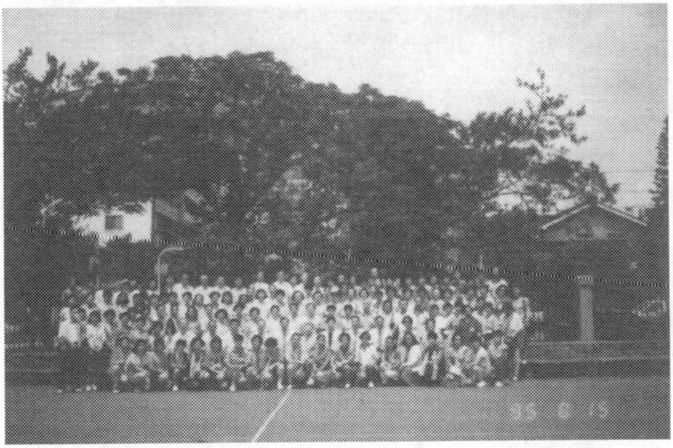

1993 年十月和 1991 年八月，兩期「自我健康管理」結訓學員，將爲全省各教育單位推廣的生力軍。

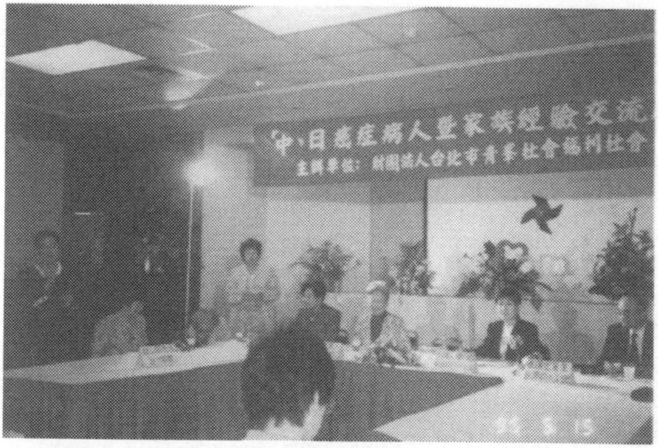

1995 年五月十五日，莊博士在日本指導的癌症患者來臺探視莊博士，並在座談會上作經驗交流。

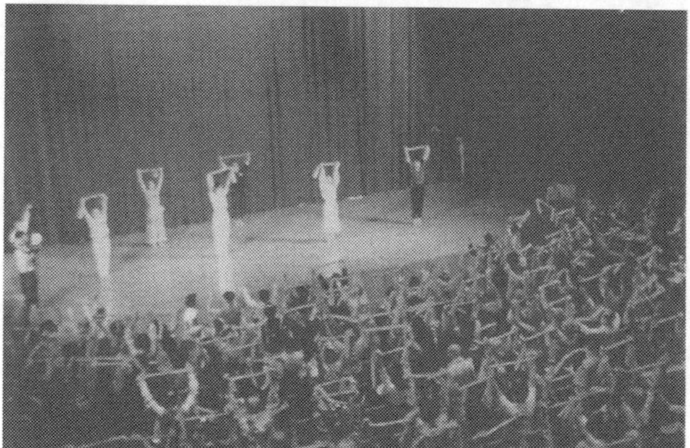

1989 年十月三日至八日，北市社教館「青春永駐」展覽演講中，臺上臺下齊作「防癌宇宙操」盛況。

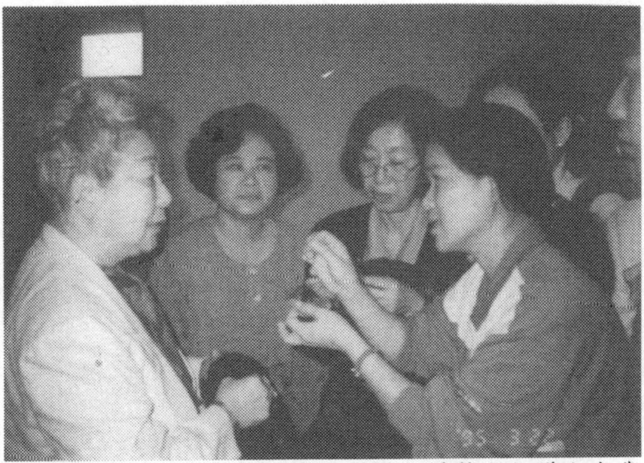

1995 年三月二十二日，莊博士在臺大農推所指導全省農業作自我健康管理，部份學員熱心學習情況。

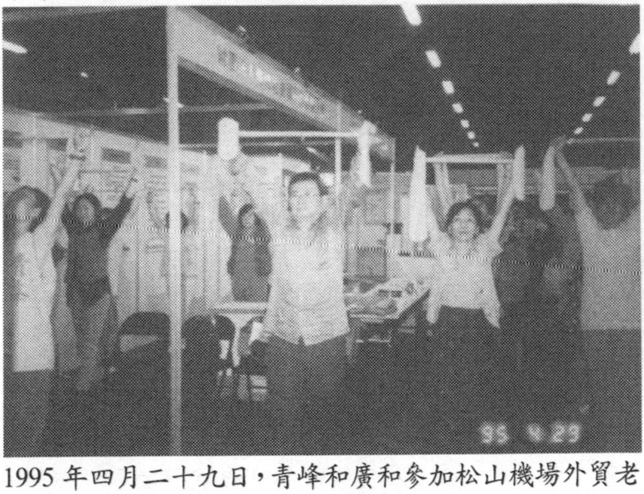

1995 年四月二十九日，青峰和廣和參加松山機場外貿老人消費展，參觀者面對 16 個電視組成之電視牆一起學做防癌宇宙操。

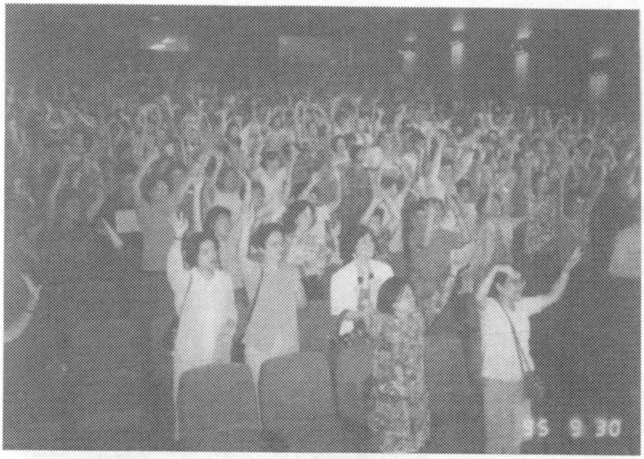

1995 年九月三十日，北市府敬老演講大會，莊博士與莊壽美老師帶動全體作「防癌宇宙操」……等。

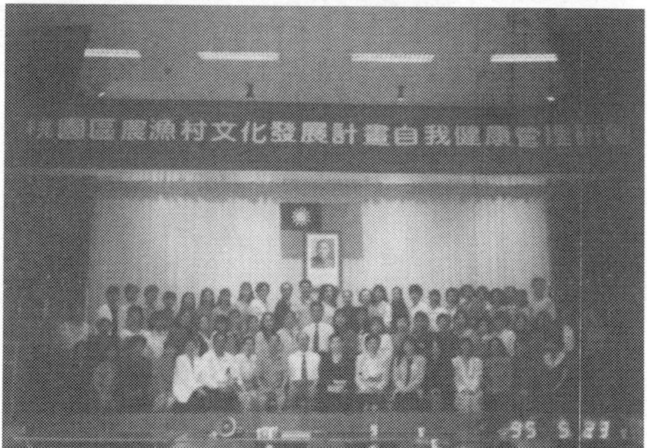

1995 年九月二十三日桃園農改所「自我健康管理研習會」結訓會員將至全省農會推廣。

目錄

全民健康自我診斷問卷表（表一）

親愛的朋友：

您好，這是一份有關於"全民健康"的自我診斷問卷表，問卷中的所有問題都將作爲防範癌症及其病因探索的研究，請您仔細作答，以便於協助防癌工作的有效推展，謝謝您的合作。

發起人中華民國家族防癌協會董事長莊淑旂敬上

姓名：______________ 電話：(O) ______________ (H) ______________ 傳眞：______________

住址：____

問卷內容：○過去病歷：____

○主要症狀：____

一、個人基本資料

若須服務者請塡妥後附上前後左右相片四張連圖表二、三、寄至本服務處（請附回郵信封）

■性別：男____女____血型____　■學歷：______________________

■年齡：____歲____年____月____日生　■體重：______________________

■身高：____藉貫__________　■職業：______________________

■婚姻狀況：(1)已婚______(2)未婚______(3)離婚______

■壓診：(1)有異狀______(2)無異狀______（壓診、打診請參考書中解說）

■體型：(1)正常型______(2)駝背型______(3)上腹突出型______(4)下腹突出型____________（參考下圖）

二、您是否具有下列症狀，請勾選（可複選）

A.男女共同症狀

是　否

□　□ (1)嘴巴歪扭或左右臉頰無法協調

□　□ (2)兩眉間有皺紋

□　□ (3)有老人斑或黑痣增加現象

□　□ (4)皮膚鬆弛或光澤消失（眼睛、臉頰、下巴、乳房、腹部、臀部等肌肉）

□　□ (5)曾罹患良性腫瘤

□　□ (6)易長雞眼

□　□ (7)常連續打噴嚏

□　□ (8)易流鼻水或鼻血

□　□ (9)經常喉嚨疼痛或聲音沙啞，久久不癒

□　□(10)背部時感痠痛僵硬

□　□(11)腰部常有沉重感

□　□(12)腰部容易閃扭受傷

□　□(13)容易感到發冷（如四肢、膝蓋、腳踝、背部、腰部及下腹部等）

□　□(14)常有四肢或下肢冰冷的感覺

□　□(15)眼睛容易疲勞痠痛

□　□(16)看東西常感模糊或視野狹窄

□ □(17)黃昏之後常有腳重、無力感或小腿浮腫
□ □(18)常感睡眠不足
□ □(19)早晨起不來
□ □(20)醒後、頭腦仍感不清楚
□ □(21)常感壓力，透不過氣
□ □(22)經常感到情緒不穩或坐立不安
□ □(23)口腔成口黏膜有發炎、糜爛、潰瘍
□ □(24)高音性耳鳴、頭暈
□ □(25)聽力急速減弱
□ □(26)皮膚常感搔癢或有慢性皮膚炎
□ □(27)大小便形狀、顏色及習慣的改變
□ □(28)胃部脹氣及疼痛、嘔氣
□ □(29)禿頭或容易掉頭髮
□ □(30)常衣衫不整或不修邊幅
□ □(31)體重急速變化（增加或下降）
□ □(32)無特殊胸部疾病但長期咳嗽，不易治癒

B.男性作答部份（以下爲男性具有的症狀）
□ □ (1)人際關係處理不善
□ □ (2)忽然變得善忘、嘮叨或沉默寡言
□ □ (3)工作慾望減退
□ □ (4)性機能衰退
□ □ (5)情緒失調，不能控制
□ □ (6)無症候性血尿
□ □ (7)常想上廁所卻不易排尿或如廁後仍有殘尿感

C.女性作答部份（以下爲女性具有的症狀）
□ □ (1)生理期前常感情緒不穩定
□ □ (2)生理期前常感乳脹
□ □ (3)生理期來臨前易長青春痘、雀斑
□ □ (4)經常發生生理痛
□ □ (5)生理期間容易患感冒
□ □ (6)生產後（自然流產、人工流產亦包含）曾罹患感冒
□ □ (7)性冷感
□ □ (8)子宮腫瘤或已切除（包括葡萄胎或子宮肌腫）
□ □ (9)不正常出血
□ □(10)曾罹患子宮內膜炎或子宮內膜異位症

體型自我診斷

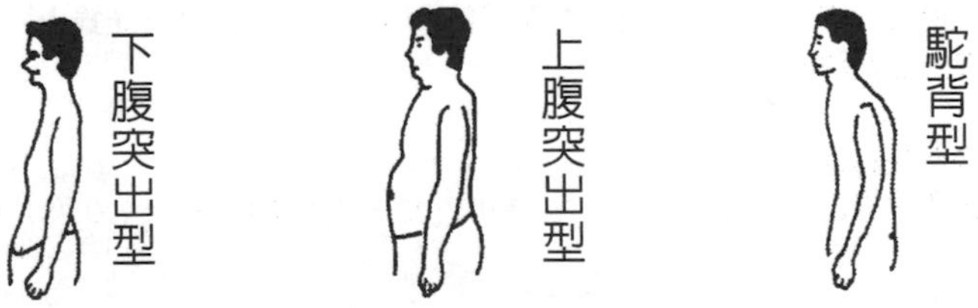

一、正常體型

正常體型是指體內不滯留氣的健康體型，也就是身體極為健康人；莊博士的健康管理法所追求的體型，就是正常體型。這類型的人必然生活正常、不會偏食，而這也正是其他體型的人所必須實踐的。

二、駝背型

駝背型是指胃腸均易滯留氣的體型；將身體依附牆壁，腳跟和背部緊靠牆壁，這個時候如果肩膀不能靠到牆，就是駝背型。這一類型的人，肩胛骨較易長肉，而胸部的肌肉很單薄；肩和背很容易有凝重的感覺，常有睡眠不足的現象。

三、上腹部突出型

上腹部突出型是指氣滯留在胃部、常常打呃的體型；肌肉厚，胸到胃部突出，這類體型的人常常覺得自己體型很雄壯。由於胃部易留氣體，常常打呃，晚上睡前有不吃東西就睡不著的習慣，因而造成胃擴張。

四、下腹部突出型

下腹部突出型是指氣滯留在下腹部的體型；這類型的人肌肉薄，肚臍以下的下腹突出，整個內臟下垂，肚腹肌肉沒有彈性。由於平常水分攝取過量，加上下腹充滿氣，影響小腸運作，無法好好吸收養分而造成這類體型。

此外，有的人就是肚子大，而分不清楚到底是上腹還是下腹突出。這種情形可以用肚臍以上較突出的，就是上腹部突出型；肚臍以下較突出，就是下腹部突出型。

廣和國際有限公司

地址：台北市天母西路 3 號 8 樓之 7

電話：(02)2875-2108 2876-3893

傳眞：(02)2877-1828

（本表僅供參考但若有需要服務者，請將本表塡妥後附上「一週遇飲食記錄表」及「健康諮詢表」、「女性掌握身心健康記錄表」）。

附上回郵信封寄至服務處：

廣和出版社：台北市天母西路 3 號 8 樓之 7　Tel：(02)28752108　Fax：(02)28771828

健　康　諮　詢　表

編號　　　　　　　　　　　　　　　　　　　　　填表日：　　年　　月　　日

姓　名		性　名	□男	生　日	年　　月　　日
			□女	年　齡	歲
地　址				電　話	(H) (O)

學　歷		職　業		身　高	CM	體　重	KG

諮詢問題	過去病歷史：
	(1)
	(2)
	(3)
	您現在最擔心的症狀：
	(1)
	(2)
	(3)
	備註：

健康諮詢中心：台北市天母西路 3 號 8 樓之 7
TEL：(02)2876-3893・2875-2108　　FAX：(02)2877-1828

每週進餐飲食記錄表（表二）

請您詳細填寫進餐內容，譬如何時用餐，用什麼油，吃幾碗飯，吃什麼菜，喝什麼飲料……等。

星期 \ 餐別	早　餐	午　餐	晚　餐	宵　夜
一	用餐時間： 食物內容：	用餐時間： 食物內容：	用餐時間： 食物內容：	用餐時間： 食物內容：
二	用餐時間： 食物內容：	用餐時間： 食物內容：	用餐時間： 食物內容：	用餐時間： 食物內容：
三	用餐時間： 食物內容：	用餐時間： 食物內容：	用餐時間： 食物內容：	用餐時間： 食物內容：
四	用餐時間： 食物內容：	用餐時間： 食物內容：	用餐時間： 食物內容：	用餐時間： 食物內容：
五	用餐時間： 食物內容：	用餐時間： 食物內容：	用餐時間： 食物內容：	用餐時間： 食物內容：
六	用餐時間： 食物內容：	用餐時間： 食物內容：	用餐時間： 食物內容：	用餐時間： 食物內容：
日	用餐時間： 食物內容：	用餐時間： 食物內容：	用餐時間： 食物內容：	用餐時間： 食物內容：

請您一併回答下列問題

(1)請問您喜食＿＿＿＿＿＿＿＿　□冷食　□熱食

(2)請問您喜歡的烹調方式（可複選）＿＿＿＿＿＿＿＿　□煎　□煮　□炒　□炸　□蒸　□其他（請列舉）＿＿＿＿＿＿

(3)請問您較喜歡的飲料（可複選）＿＿＿＿＿＿＿＿　□開水　□果汁　□茶　□酒　□咖啡　□礦泉水　□蒸餾水　□汽水　□可樂　□其他（請列舉）＿＿＿＿＿＿

女性掌握身心健康記錄表（表三）

說明：

1. 請由月經第一天開始記錄，該日即爲周期之第一天。月經期請以「×」號記下。每日溫度連接起來，即成可判斷健康之曲線。
2. 睡前請先準備好鬧鐘、溫度計、記錄表、筆，並撥好明日睡醒量體溫的時間。
3. 測量時間，能固定最好，早上一聽到鬧鐘聲響，伸手拿溫度計放入舌下，並拿起鬧鐘撥好離當時約 5 分鐘的時間，再次聽到鬧鐘響時，取下溫度計，順手記錄。如《上表》。
4. 晚上入浴後，疲勞消除時，請回想當天自己的身心狀況，記錄如《下表》。

範例：《上表》

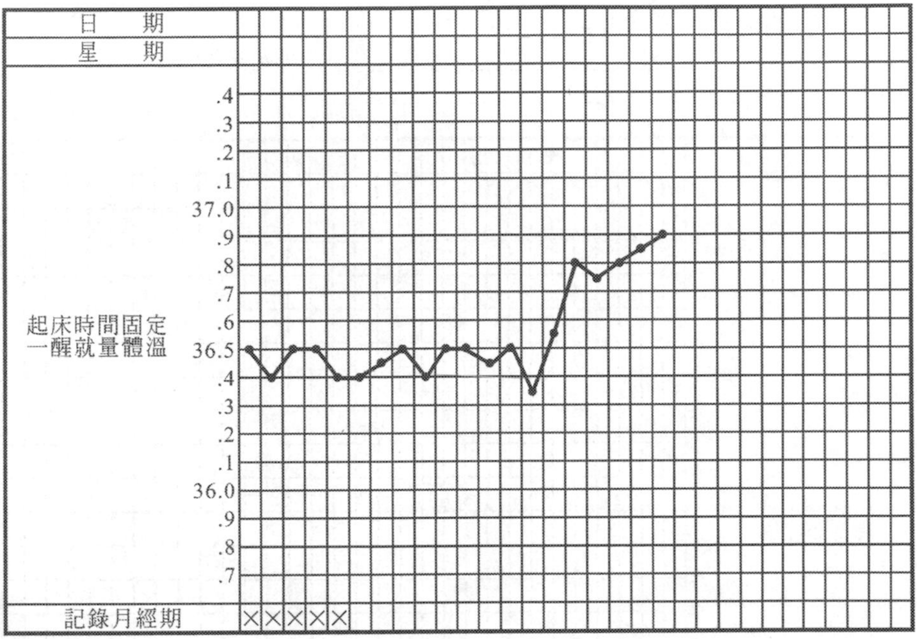

《下表》

	隨時想睡覺				v																											
月	沒胃口																															
	全身疲勞	v																														
經	習慣性感冒																															
	生理痛		v	v																												
期	下腹脹																															
	腰痠																															

請影印 12 份以上，以供一年之用

1.姓名：__________ 2.性別：______ 3.住址：郵區號__________

4.電話：(O) (O)

　　：(H)__________ 傳眞：(H)__________ 5.職業：__________

6.服務單位：__________ 7.生日：　年　月　日　歲

8.婚姻情形：□已婚 □未婚 □離婚 □鰥寡　9.學歷：______ 10.身分證字號：__________

11.身高：__________ 12.血型：______ 13.體重：__________

14.體型：□駝背型　□上腹突出型　□下腹突出型　□正常體型

15.過去主要症狀__________ 17..開始塡表日期__________

16.現在主要症狀__________

日期																																
星期																																
	.4																															
	.3																															
	.2																															
	.1																															
	37.0																															
	.9																															
	.8																															
	.7																															
起床時間固定	.6																															
一醒就量體溫	36.5																															
	.4																															
	.3																															
	.2																															
	.1																															
	36.0																															
	.9																															
	.8																															
	.7																															
記錄月經期																																

月經期	隨時想睡覺																															
	沒胃口																															
	全身疲勞																															
	習慣性感冒																															
	生理痛																															
	下腹脹																															
	腰痠																															
	便秘																															
	下痢																															
	洗頭髮																															
	頭重																															
月經後	頭昏																															
	早上起不來																															
	疲勞不易恢復																															
月經前	乳脹																															
	胃脹																															
	頭痛																															
	青春痘																															
	情緒不穩																															
	洗頭髮																															
	不正常出血																															
備註																																

豐盛早餐																															
排便																															

身高（每月量一次）																															
體重（每月量一次）																															

廣和 出版社 國際有限公司 COWA

廣和莊老師健康講座申請單

莊老師已舉辦 600 場次的健康講座，經驗豐富，內容精彩，現正接受健康講座申請，爲您作進一步的服務，請即塡寫下表或電洽莊老師專線：2876-3893，歡迎洽詢

傳眞：(02)2877-1828　E-mail：cowassm@hotmail.com

講題挑選*可複選*	☐ 正確的防癌宇宙操 ☐ 自我健康管理秘訣 ☐ 這樣吃最健康 ☐ 正確的養胎與坐月子 ☐ 銀髮族養生之道 ☐ 婦女生理期或更年期之養生 ☐ 常見病症之預防對策與食療 ☐ 今日疲勞今日消除
單位名稱	
預計日期	年　月　日　時　分
預計人數	場次　　場
演講地點	☐☐☐
聯絡人	
住址	
行動電話	
網址	
電話	
傳眞	
E-MAIL	
備註	

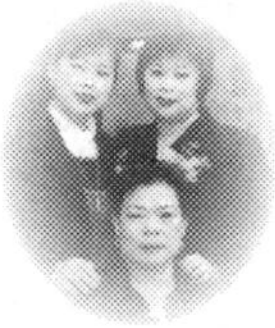

自序

多年來，跟隨我的母親莊淑旂博士在海內外推廣「自我健康管理與防癌宇宙操」的工作，匆匆已有十多年的歷史。

這期間旅日數十年，精通中西醫的母親也曾多次返國，常有感於國人日常飲食生活習慣的不當，如腹部普遍脹氣、食物攝取不均衡、嗜吃鹽糖混合物或油炸高熱及刺激性食品，往往造成各種前癌症狀及老化的現象，而卻渾然不自覺，殊感痛心。又鑑於國內高齡人口日益增多，如何照顧高齡長者的問題極待有心人關注，因此，在民國七十七年成立了青峰社會福利事業基金會，以推廣各種防癌、防老和自我健康管理的預防醫學觀念，讓更多人瞭解健康也可以自己動手管理的。

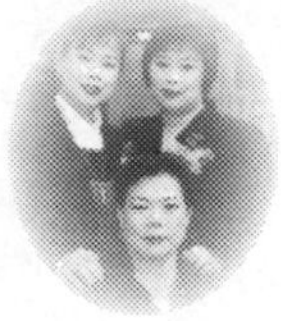

回顧多年來，我們奔波在全省各地二十一個縣市，與各機關、學校、民間社會團體合作，共計辦理了六百多場演講及各種展示活動。將這套「自我健康管理與防癌宇宙操」推行到全省每一個角落，受益嘉惠者共達六十萬人次，盛況非凡。

在每一次的演講迴響中，都有不勝枚舉的感動故事，每當聽到朋友們在學習母親的這套保健方法及防癌宇宙操後，讓不適的身體症狀得以復元的見證時，我都有莫名的使命感鞭策自己——一定要將這套方法傳佈給更多的人，讓眾生普遍受益。

我心目中的母親是一位勵行健康保健的人，她在五十歲以前，身體相當孱弱，但是當她瞭解「健康是自己也可以把握」時，每天規律的晨起，在床上及戶外做些自我健康診斷與運動，抱著對大自然充滿著愉快感謝的心，徹底

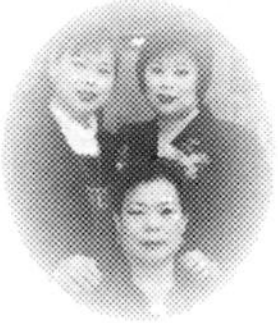

自序

將「今天的疲勞今天消除」，努力的實踐她自我健康管理的基本理念。她常常強調人的身髓健康從二十五歲開始逐漸走下坡，所以這時候就要做好自我健康管理，趁早養成良好習慣，爲健康打好基礎。

因此，多年來我們除了關懷高齡者健康外，爲青少年朋友健康紮根的工作也不遺餘力，不僅在全省各國中、高中、大專院校進行推廣，同時也爲教師們做自我健康管理營的訓練，期許如春風般地普及到每一個人。

從事自我健康管理與防癌宇宙操示範教學工作已有多年，深深體會到母親首創防癌宇宙操的奧妙，爲了普及這套健康寶典，特將我多年的教學經驗及跟隨母親學習指導的心得，整理成冊付梓問市，讓有心卻無法親臨受教者，可以「一書在手，健康與你同行」。

本書特色簡明易學，首先闡明自我健康管理的精華與

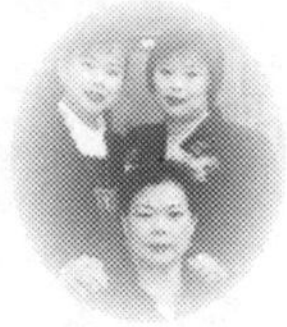

重要性，並有一張簡易自我健康診斷表，先行自我診斷一下。如果表中項目已有五、六項症狀的人，表示您的健康已亮起紅燈，請盡速參考本書徹底改善，將有意想不到的效果。此外按照一天生活作息，建議如何按圖示說明自我動手的一日四診方法；如何針對體內不適做各種飯前、睡前的按摩方法；生活習慣健康飲食守則；及不同體型不同吃法，在健康吃之外，如何排除體內「廢棄物」也是一門大學問，因此提供「腹內大掃除」的秘方，並有各種愛心保健的預防方法，及莊博士研究開發精心配方加以改良的「仙杜康」、「婦寶」、「喜寶」……等健康保健食品；至於女性的各種生理保健亦不可輕忽，月事期的自我保健方法，不洗頭、不吃冰……等預防癌症發生的自我保健法及傳統有效的坐月子法，讓您越「生」越漂亮，又不發胖，還有關心夫婦性愛關係效果奇佳的「金冷法」，都是

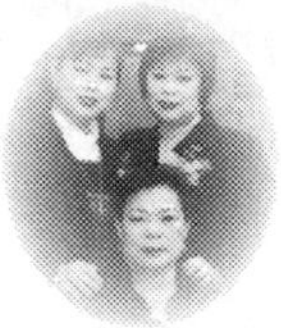

自序

相當實惠有用的基本健康指導手冊，也是本書最大特色。

讓人人擁有青春、健康、美麗，一直是我與母親的最大願望。只要您有心，按照此書有恆心地去做，相信您就會擁有健康的。雖然是野人獻曝，但好東西要與大家分享，最後敬請各位不吝批評指正。

莊壽美寫於天母

二〇〇三年十二月

青峰基金會徽章「風車」的健康寓意

青峰「風車」徽章健康寓意設計說明

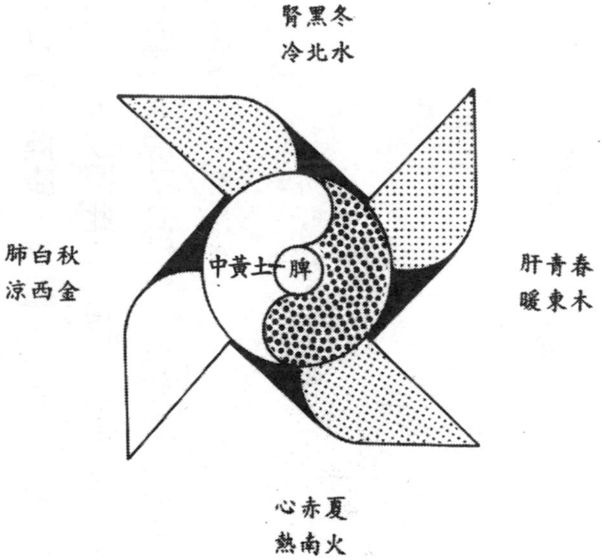

「風車」徽章設計說明

風車造型象徵人與自然的和諧關係，地球正如一座大風車，永恆不息地轉動著，只要我們開啓了窗，昂然仰望無限的藍天，讓清風徐徐拂面，依日出日落作息，則一切倦怠將在自然的恩惠中化解，遠離所有疾病。

風車中軸乃動力之源，爲五行中之「土」，一切生命均賴以滋衍。而分割圓形的相對力量爲兩儀，相互嵌合，寓意動靜、虛實的對應變化；二者合爲傳統中國思想的極致——太極。風車四翼的伸展運行，分別爲金、水、木、火的相生相剋，演化出種種生命現象包涵了四季光影與方位的移轉。我們應時時與自然接觸，洞悉其和諧的精神秩序，使生命回歸到永遠蓄滿活力的健康狀態，如同風車一般，展現充沛的生命力，帶來大愛與和平。

自我健康診斷（一日四診）

任何人在日常生活中，多多少少都會有在大庭廣眾或三兩好友、家人面前放屁的尷尬經驗，有人說：「管天管地管不了拉屎和放屁。」的確，屁是憋不住的，可是，很少人知道屁和每個人的身體健康有著密不可分的關係。

首先，讓我們先瞭解一下，人爲什麼放屁？放屁，表示一個人身體裡面有「氣」，也就是「脹氣」。當我們吃得太飽、睡眠過久或不足、腸胃不適、暴飲暴食……時，都會在體內產生脹氣。

我的母親莊淑旂博士有一本日文著作《屁——是老化的警報器》，專門探討屁的產生、診斷與消除，其中特別強調人體內一旦有脹氣，會導致內臟運作能力的耗損，破壞整個身體的協調功能，甚至可能使精神緊張、身體疲

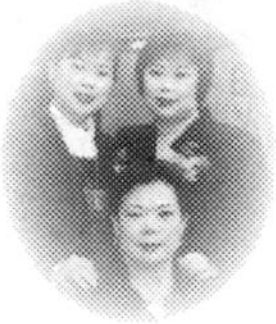

痛、疲憊不堪，因此如果能夠控制甚至消除脹氣，對個人的健康極有幫助。經過長年的觀察、臨床治療經驗，得出「一日四診法」——壓診與打診（一診）、耳部按摩與眼睛的指診（二診）、溫診（三診）、頭部及足部的壓診（四診），提供了一套十分簡便的自我診斷方法，協助每個人找出「氣」及其他痠痛與疲勞處，隨時將其消除，使身心時時刻刻保持最佳健康狀態。

一、晨間壓診與打診（一診）

早晨一覺醒來，尚未排出大小便或放屁前，先做壓診與打診，可以查看昨天所吃的食物是否完全消化，今天排泄時有無障礙的生理狀況，確實診斷腸胃內的廢氣，以便提前發覺身體的異常，再實行有效的預防對策。

1. 晨間壓診

晨間壓診建議在硬床、較硬的床墊、地板或榻榻米上鋪蓋毛巾仰身躺臥，請參見壓診圖、打診圖。

(1)早晨醒來，尚未排便或放屁先做此診斷法。

(2)身體躺平，腰下放置五公分厚的物體，例如將毛巾重疊使身體與床間沒有空隙，雙腿靠攏彎曲，使膝蓋與床面垂直。

(3)一隻手掌平貼於上腹部胸骨下方的三角地區，另外一隻手朝上放到背後，與放在上腹部那隻手的末三指互相配合，兩隻手同時由腹背兩側的相對位置施予壓力。注意要掌握好中指的力道，並將手指尖彎翹起來，用指腹觸壓肚子，去感覺肚子是否有凝塊或疼痛。在這個步驟務必使雙手配合移動，而且肚子盡量放輕鬆不使力，以求診斷正確。

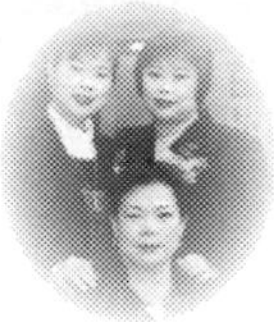

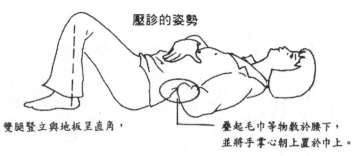

自我健康診斷（一日四診）

腹部雖然沒有凝塊與疼痛的現象，
但也要仔細觀察是否留存氣體。

醒覺時的壓診

壓診的姿勢

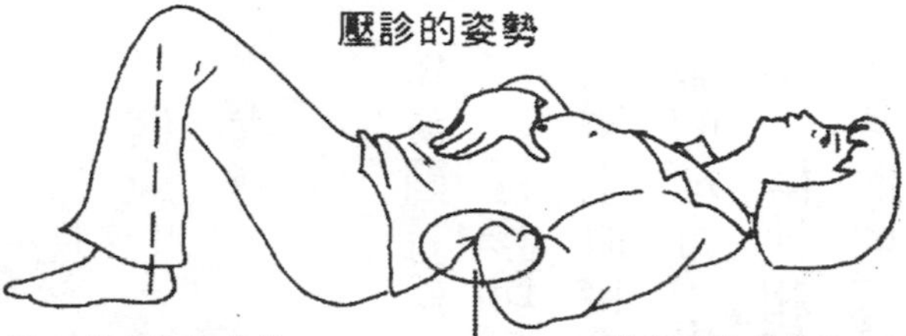

雙腿豎立與地板呈直角，

疊起毛巾等物數於腰下，
並將手掌心朝上置於巾上。

手的姿勢

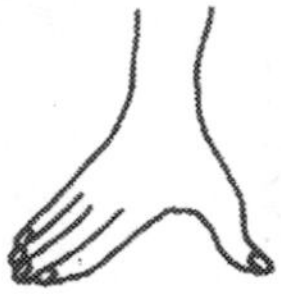

用力伸直指尖，並以指
腹按壓以實行壓診。

壓診部位

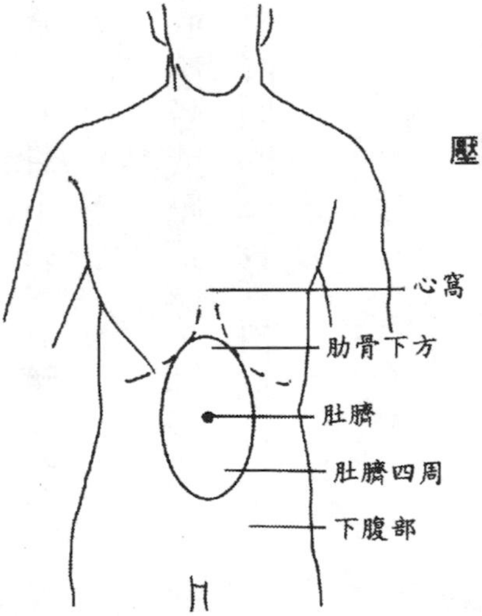

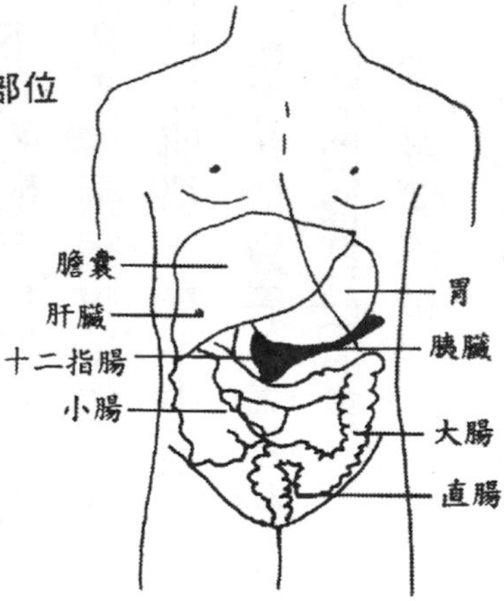

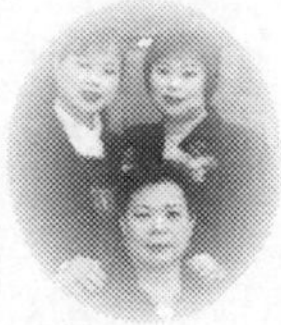

(4)壓診的部位依序包括心窩、肋骨下方、肚臍、肚臍四周、下腹部，最後指壓整個腹部。

(5)壓診後如果沒有不舒服的感覺或壓迫感，則表示你是健康的。一旦發現有疼痛或不舒服的感覺，再以打診來檢驗。

2.晨間打診

打診與壓診的姿勢大同小異，不同的地方是打診要由皮膚上直接進行效果比較好，利用單手中指指腹按住不舒服的地方，再以另一隻中指指腹敲打先前那一隻手中指的第一關節和第二關節中間部份，聽聽發出的聲音，並比較與其他地方是否不同，如果有積存脹氣則像打鼓的聲音。

壓診時感到疼痛或有壓迫感即表示身體內積存脹氣，這時候必須檢討昨日是否飲食不正常？睡覺前是否吃了宵

醒覺時的打診

聽打診後所發出的聲響，以查知有無積存氣體。

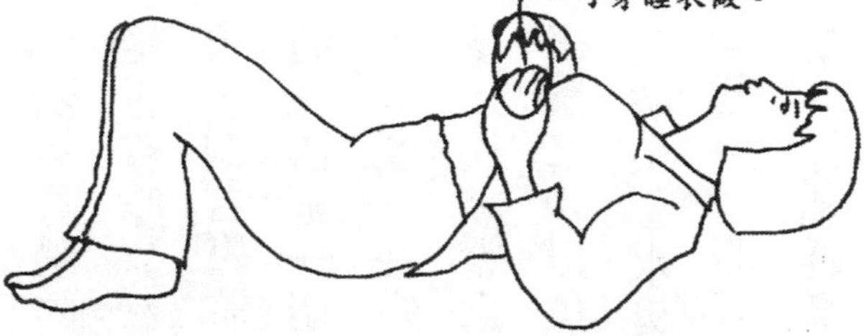

打診方式

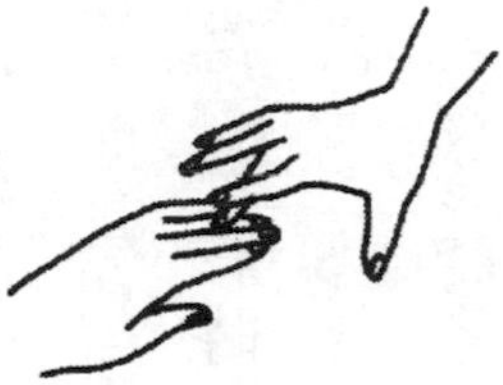

利用一隻手的中指輕敲另一隻手中指的第一或第二關節聽取聲響，倘若碰碰作響，則表示有積存氣體，必須做排氣體操等。

排氣體操

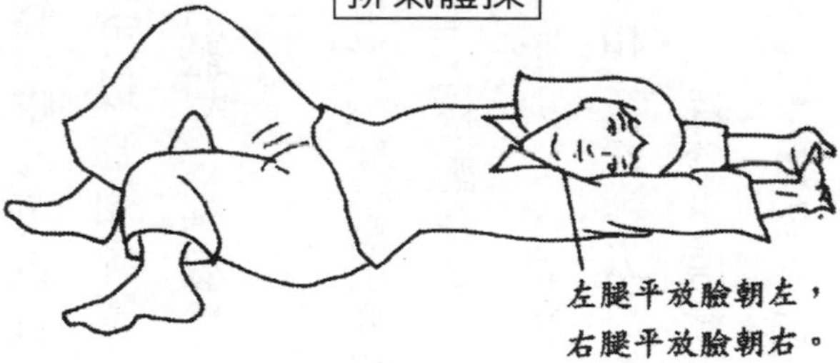

1. 以打診姿勢先將雙手置於頭腦上方，手心朝外交叉。
2. 兩膝互貼並以八字張開。
3. 單腳朝內平放，左右交互共三回。

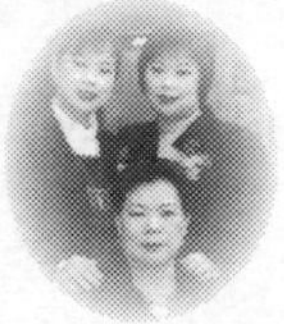

夜？因爲有此現象的人可能是昨天所吃的食物沒有徹底消化，所以會產生疼痛與壓迫感，而打診時會時時作響，也表示身體內有脹氣存在，因此利用壓診可以查知身體內是否有脹氣存在。而且利用壓診可以查知身體的異常現象，倘若壓診正常，打診時又沒有聽見任何聲響，則表示消化器官一切正常。

萬一在壓診、打診時發現異常者，建議逐漸將餐食份量比例調整爲早餐三（以肉類爲主，搭配蔬菜、水果），午餐二（以魚類爲主，搭配蔬菜、水果），晚餐一（以少許蔬菜、水果搭配以七杯蘿蔔汁和一杯米去蒸的粥——「蒸粥」即可），而且在睡覺前三小時禁止再食用任何食物。這種逐漸調整餐量的行動必須持之以恆，循序漸進；此外，也可做做腳踝操……等來排體內的脹氣。

二、午間耳部按摩及眼睛指壓（二診）

在一天當中，只有午間頭腦最清晰，也是用腦最好的時刻，如果在午餐前做耳部按摩與眼睛的指壓，可以暢通身體內的積氣，也可消除緊張和疲勞，然後再食用午餐，必能使午後精神百倍，創意不斷。

1. 耳部按摩

耳朵是各器官神經集中的地方，耳部按摩可以消除神經的疲勞與精神的壓力與緊張，也可以暢通體內的脹氣，協助腸胃的蠕動，促進消化的功能。

按摩耳朵時，要舌頂上顎，緊閉雙唇與雙眼，努力咬著牙關來做，如耳部按摩圖內的A、B、C的部位，用拇指、食指，中指把各部位依捏、揉、拉的順序重覆按摩。

全耳穴道圖

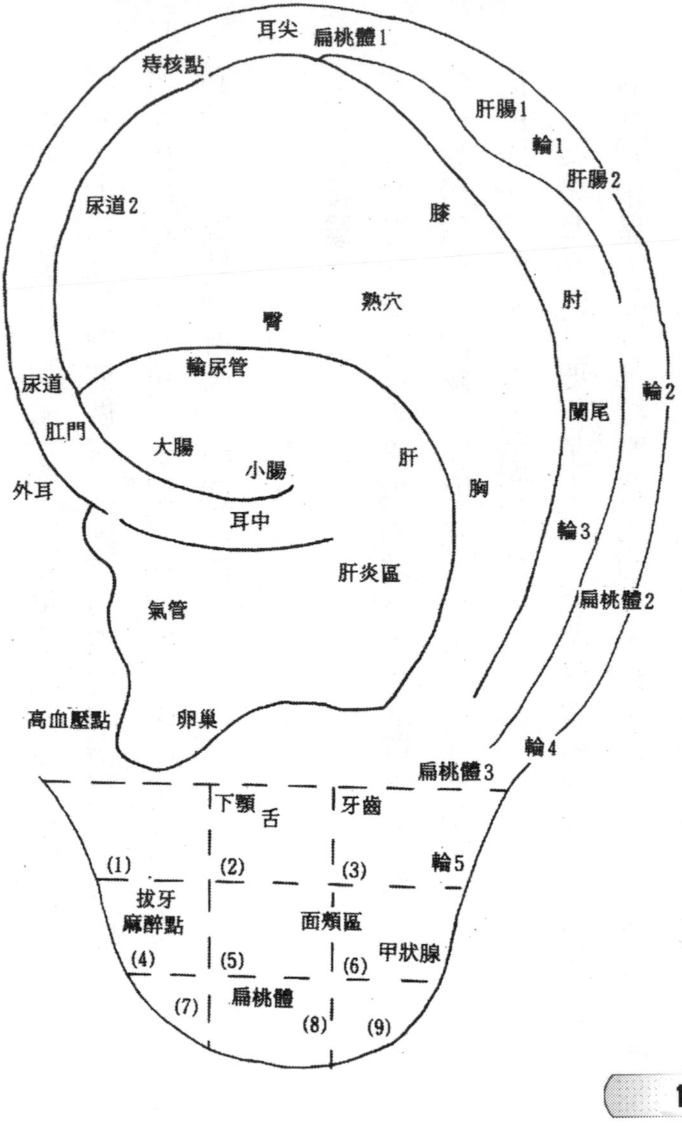
耳尖
扁桃體1
痔核點
肝腸1
輪1
肝腸2
尿道2
膝
熟穴
肘
臀
輪尿管
輪2
尿道
闌尾
肛門
大腸
肝
小腸
胸
外耳
耳中
輪3
肝炎區
氣管
扁桃體2
高血壓點
卵巢
輪4
扁桃體3
下顎
舌
牙齒
(1)
(2)
(3)
輪5
拔牙
麻醉點
面頰區
甲狀腺
(4)
(5)
(6)
(7)
扁桃體
(8)
(9)

耳屏穴位

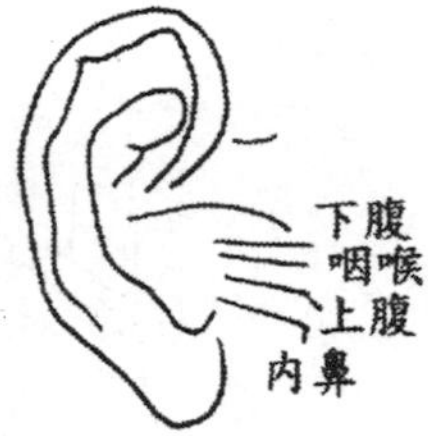

耳背穴位

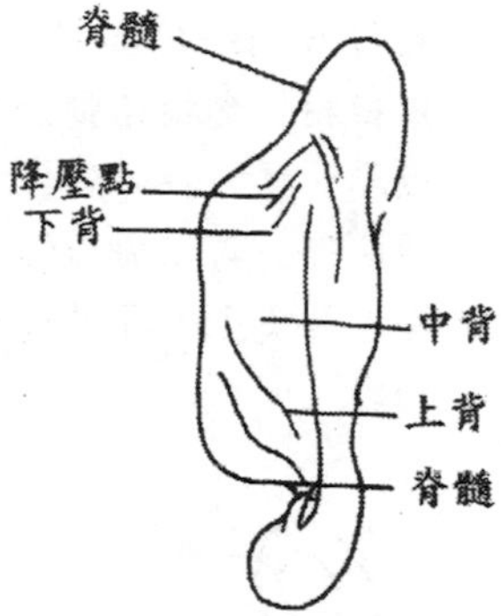

三角窩穴位

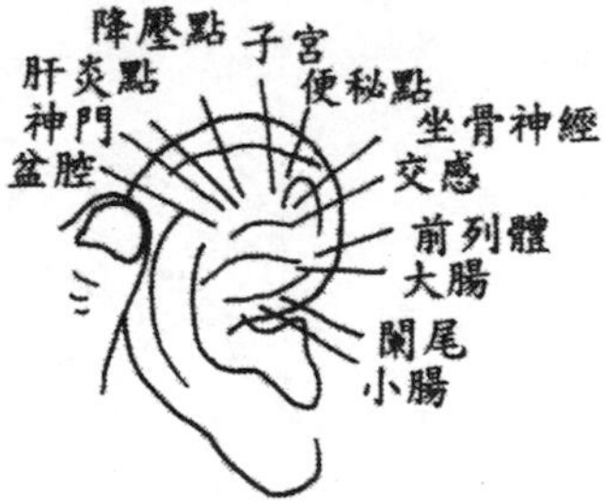

對耳屏穴位圖

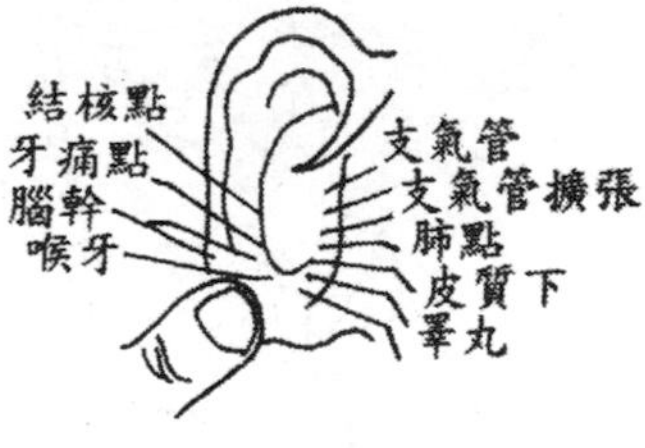

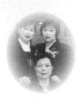

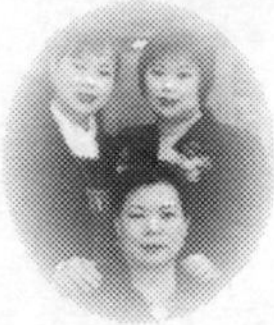

耳部按摩鬪

在消除神經疲勞與舒解心理壓力之餘更可暢通氣體，增強胃腸的功能。

1.
按圖 A、B、C 各部位，以拇指、食指指腹分別做壓、揉、拉的動作，拉完後，再以拇指壓耳垂、耳尖上、耳中後的凹處。

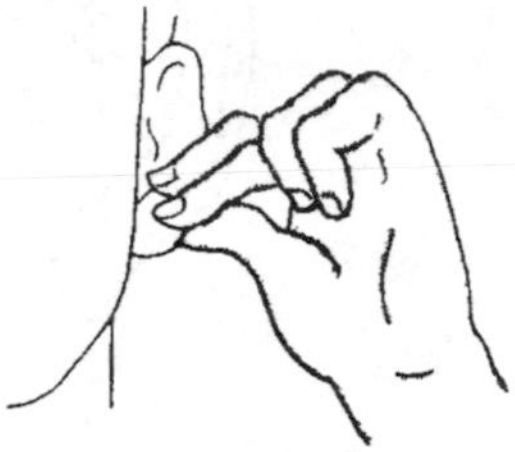

圖(一)

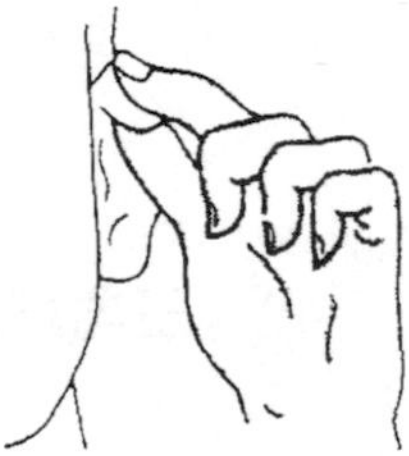

圖(二)

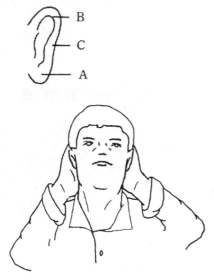

△須挺胸、抬頭、收小腹、咬牙，且兩手肘須抬平並比肩高。

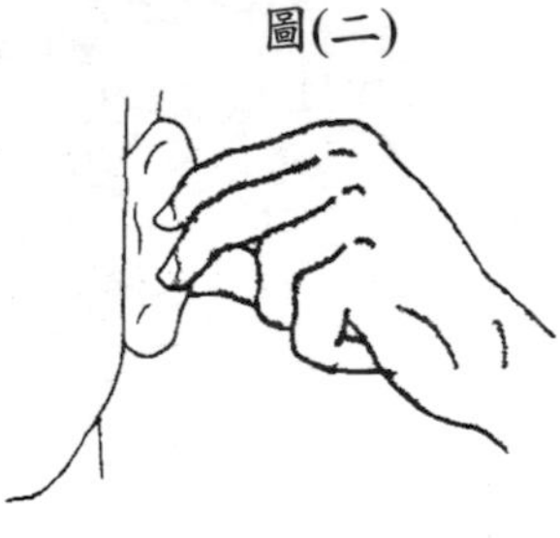

圖(三)

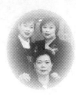

耳部按摩鬪

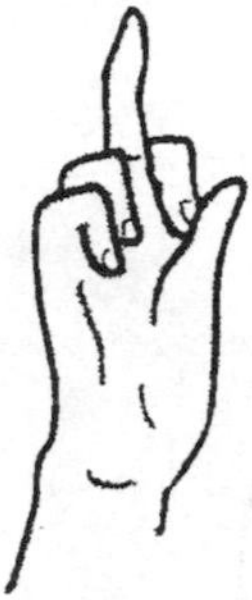

1. 豎立兩手中指，並以中指指腹施加按摩耳朵前後方。

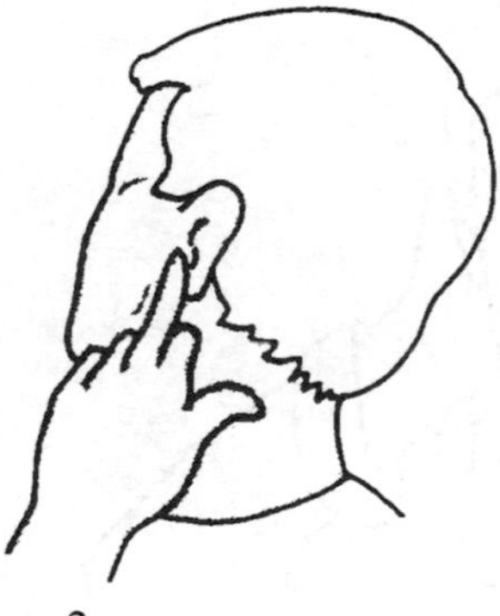

2.

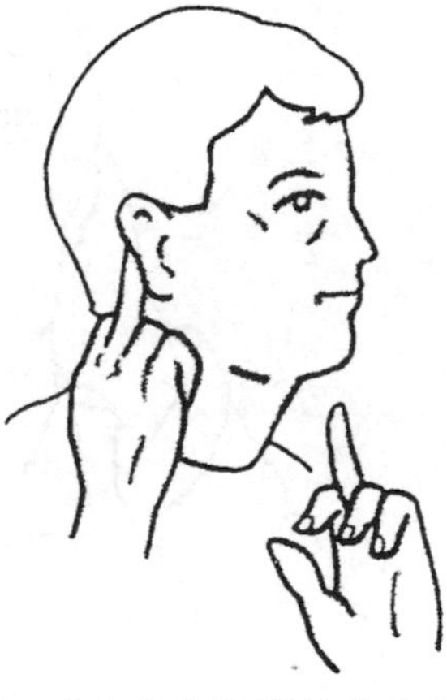

3. 以兩手中指腹前後按摩兩耳如圖 2. 3. 4.。

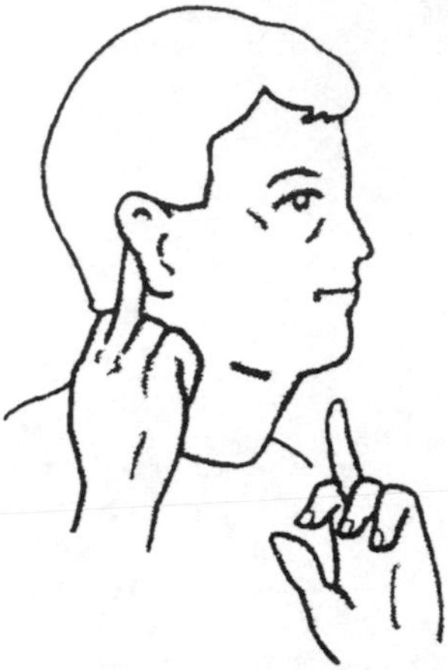

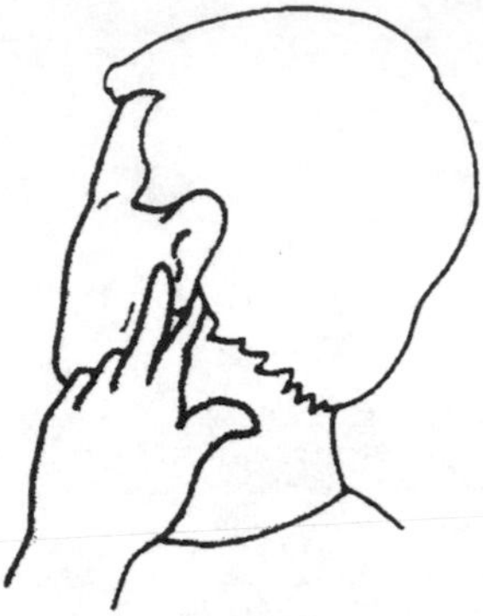

5. 以兩手中指、食指上下按摩兩耳。

4.

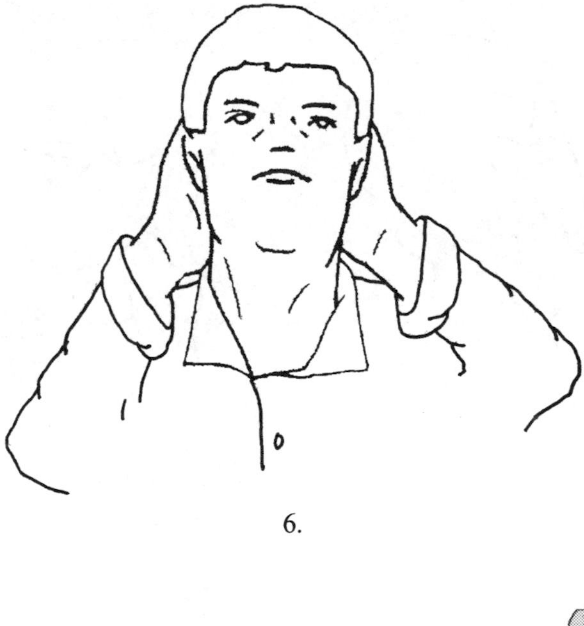

6.

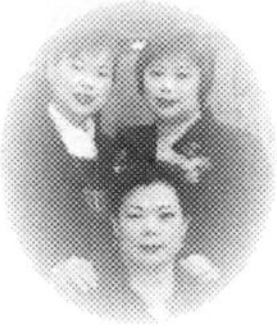

做的時候，要注意兩肘必須抬平與肩同高，才會有好效果。

(1)將A部位用力捏後，再將整個耳垂及耳內相關部位，適力反覆壓揉，然後使力向上垃，直到蓋住耳穴爲止。另以拇指壓揉耳下穴道。

(2)同樣將B部位用力壓捏後，再適力壓揉數次，特別是耳內的凹槽部份更需揉到，然後用力向下拉，直到蓋住耳穴爲止，另以拇指壓揉耳上穴道。

(3)繼將C部位同樣用力捏，再輕揉數次，也需連耳內部要揉到，然後用力向內拉，直到蓋住耳穴爲止，並以拇指壓揉耳後根正中。

(4)先用中指上下按摩耳根前後，繼加食指共同按摩前後方耳根，充分刺激整個耳朵。

(5)最後用手掌將整個耳朵向前壓倒，蓋住耳穴，使聽不到外界的聲音爲止，前後各旋轉按摩六次。接著閉起眼

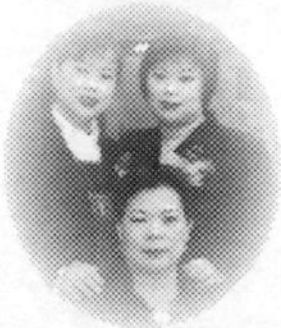

睛，深吸一口氣後，很快將兩手放開並同時深深吐氣且張開眼睛，此時會有神清氣爽的感覺。

如果每天三餐前，上午十時、下午三時及睡前各做一次耳部按摩，不僅可以使腦筋靈活，消除緊張、疲勞及痠痛，而且還可以預防老人癡呆症，眞是一舉數得。

2.眼睛指壓

眼睛指壓對於長時間伏案用功的學生、上班族以及愛看電視的朋友非常有幫助。由於眼睛疲勞會造成肩膀痠痛僵硬，所以伏案或專注某一目標一段時間後，最好對疲倦的雙眼指壓一下，能消除壓力鬆弛精神，並可幫助眼睛休息，迅速恢復疲勞，請參見眼睛指壓圖。

(1)首先閉上眼睛，張開雙肘，將雙手中指從鼻樑由下往上推放在額中間的髮際。

眼睛的按摩

這個按摩對於讀書，看報後的眼睛疲勞深具功效。

1. 中指順著鼻梁、額頭向上到髮際。
2. 中指壓按髮際的同時，拇指則按摩眼眉之間的凹處。
3. 從眼頭到眼尾，沿著眼窩上下由裡往外按摩，直到酸痛感消失為止。

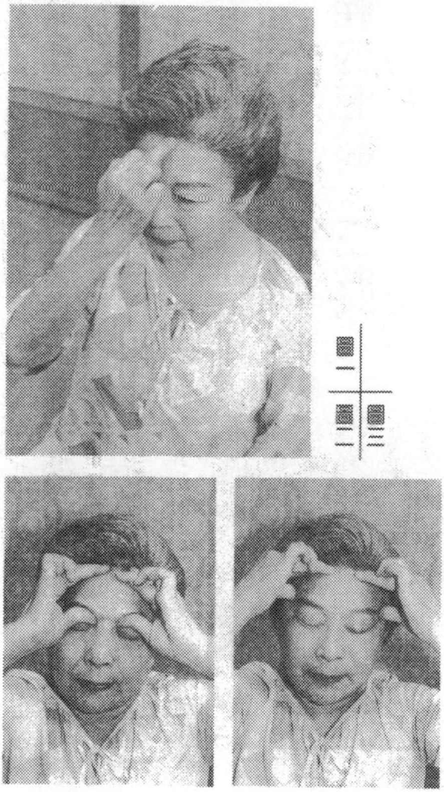

(2)以拇指腹放在眉頭下凹處，用力壓、揉，但不能壓到眼珠。

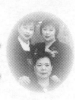

(3)兩中指仍維持往下壓在髮際，拇指漸向兩側按壓，直到眼尾上方。

進行眼睛指壓以躺臥最爲理想，如果不方便，也可以坐在椅子上進行。壓揉眼睛時須咬緊牙根，收縮下巴，頸後要用力。如果眼睛疲勞，壓起來會有痛覺，但仍要繼續指壓，直到不痛爲止。

三、傍晚的溫診（三診）

根據專家說法，人在一天當中，以午後三至五時這段時間最爲疲憊，上班族工作過度、學生用腦過猛、家庭主婦辛勞操持家務，如果在傍晚時分適當消除身心疲勞與鬆弛緊張情緒，對個人的身心健康極有助益。

通常我們感到疲勞時，首先會想到藉按摩來消除肌肉的痠痛，可是如果下午五、六時仍然感覺疲累不堪時，建議您在晚餐或入浴前做一次自我檢查疲勞的部位何在，我們強調自我健康管理首要之件，即是每個人要對自己的健康負責，尤其要對自己的健康狀態時時做檢查，才能預防與治療。

莊淑旂博士建議每個人在傍晚的時候來做一次溫診。不論坐姿、站立、躺臥皆可，然而在任何情況下都必須伸直背脊。然後以單手手背測量胸部、乳房、心窩、肚臍、肚臍四周、下腹部、腰的溫度，檢查是否有發冷的部位。爲了考慮兩膝、腳跟、趾尖難以用手背量溫，可以改以手心包裹式測溫。由於手背溫度較手心低，較能感受到微妙的溫度，所以手背量溫比手心來得理想。

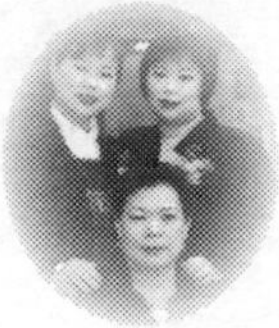

傍晚的溫診

倘若身體有特別冰冷的部位，便可證明腹中積有廢氣、心理積存壓力、代謝機能衰弱，此時不妨以運動、按摩與指壓、入浴等方式消除疲勞與脹氣。

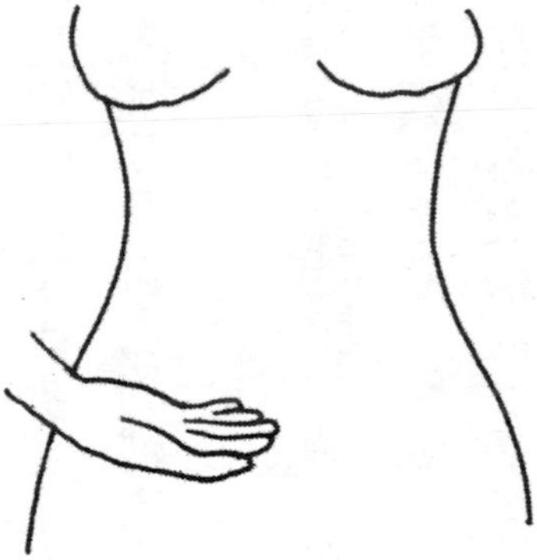

傍晚於用餐前，身體最爲疲勞時施行，以單手手背在肌膚上檢查何處發冷。

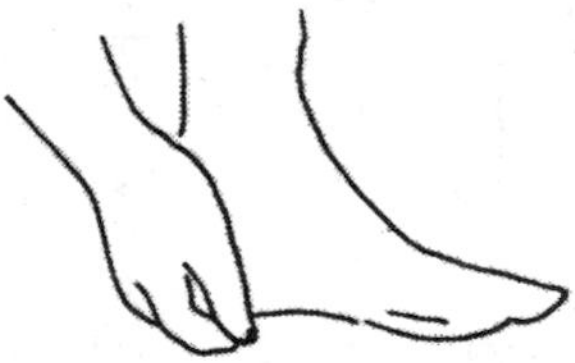

內膝、腳跟趾尖則以手心包裹檢查是否冰涼。

如果完成溫診後，察覺有冰冷的部位，即表示你的身體內部存有脹氣，代謝機能降低。一旦有溫度上的差異，莊博士主張先藉洗澡充分消除疲勞，亦可用按摩與指壓來排除。

提到洗澡，莊博士提倡三段式入浴法。在莊博士的自我健康管理法中，最重視的就是吃東西以前要先休息一下，如果在晚餐前先洗澡，然後休息片刻，也就是先消除疲勞再進食。在睡覺前，更需要完全把疲累消除，洗澡即是最好的方法之一。

我們一般人對於洗澡的觀念僅止於清潔身體而已，莊博士卻認爲，洗澡是一種全身的運動，如果方法得當，除了達到清潔的目的外，還可活動筋骨，消解疲勞，延續健康的壽命。

在洗澡前，切忌肚子太餓或太飽，晚餐前的洗澡，建議先喝少許高湯或果菜汁，稍作休息再入浴；而飲酒過量千萬不要洗澡，特別是有高血壓的人，避免腦出血的可能性。

洗澡前不妨先做腳的體操，這是袪除疲勞的前奏：

(1)首先仰臥，兩腳伸直。

(2)腳跟合併不動，腳尖開、合的動作重覆數次。

(3)姿勢同前，兩腳的腳尖合併。

(4)從外側轉二、三次，再由內側轉二、三次。

(5)腳尖合併，腳跟抬高。

做完腳的體操後，起立再做脖子運動，將脖子左右各轉二、三次。

莊博士的三段式入浴法值得任何人去推廣，關於其步驟如下，請參見三段式入浴圖。

(1)首先，將趾尖至膝蓋部份移至澡盆內取暖五分鐘，

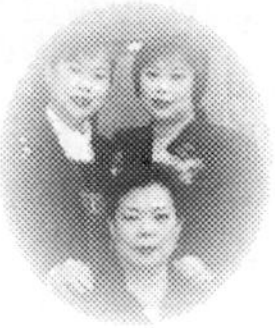

自我健康診斷（一日四診）

三段式入浴法

晚飯前洗澡，然後休息片刻再進食。
進行三段式入浴法時，可以一邊按摩，一邊唱歌，唱些年輕時所喜愛唱的歌，心情將會更好。

這個入浴法不令出汗過多，並可保持體溫

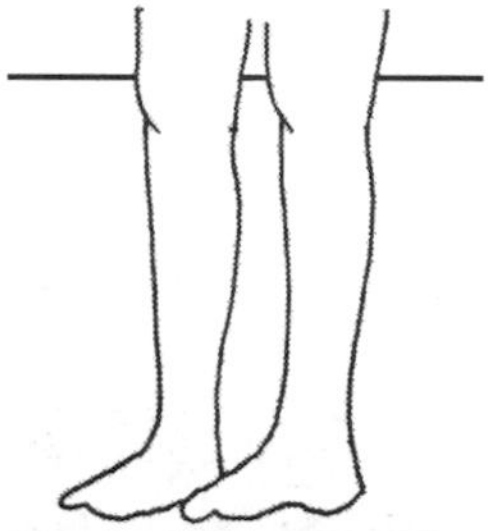

1.
用五分鐘的時間將腳放在熱水中，水量大約高過膝蓋五公分左右。同時可用右（左）腳腳跟踏左（右）腳、腳指縫來按摩，上身要用浴巾禦寒。

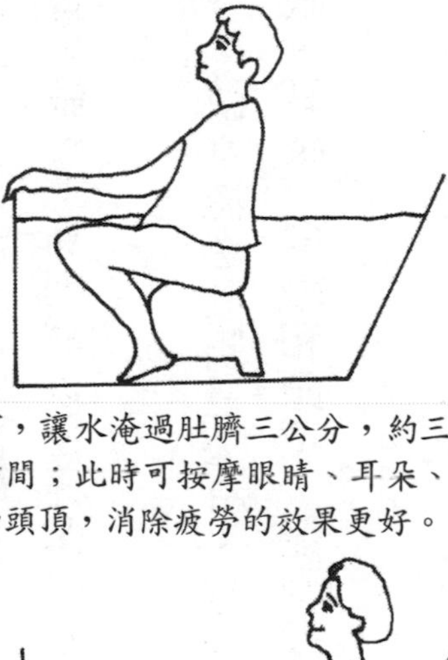

2.
坐下，讓水淹過肚臍三公分，約三分鐘時間；此時可按摩眼睛、耳朵、髮際和頭頂，消除疲勞的效果更好。

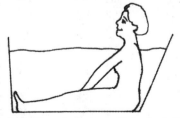

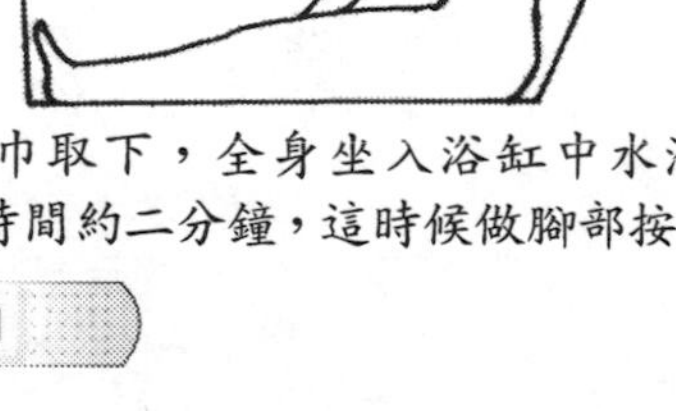

3.
將浴巾取下，全身坐入浴缸中水淹至肩，時間約二分鐘，這時候做腳部按摩。

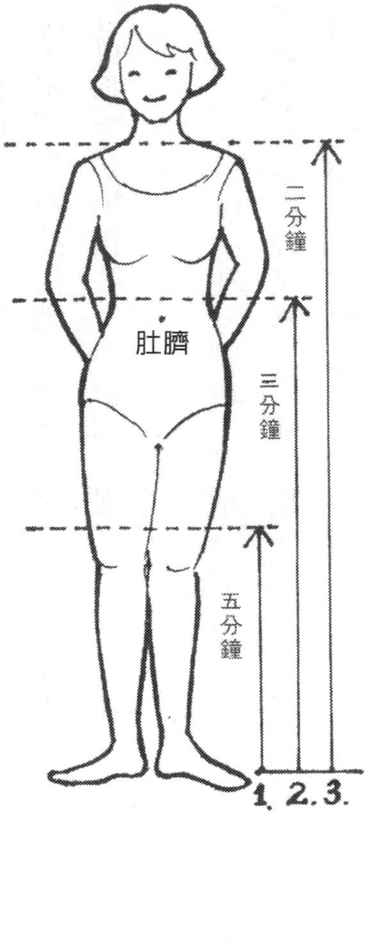

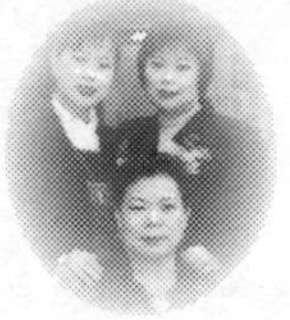

水量最好高過膝蓋五公分左右，這時兩腳可相互以腳跟踩腳趾按摩方式交替來做，上身則需以蓮蓬頭噴水或鋪蓋浴巾禦寒。

(2)其次，坐下，讓水淹過肚臍三公分，浸泡三分鐘，這時不妨按摩雙眼、耳朵、髮際和頭頂，達到疲勞消失的功效。

(3)最後，取下浴巾，全身坐入浴缸，讓水淹到肩膀，取暖二分鐘，同時可按摩腳部。

洗澡時，不要忽略好好地洗腳，特別是腳板心邊清洗邊指壓，可以刺激末梢神經，不但消除疲勞，也可預防香港腳。

利用三段式入浴法清洗身體時，盡量不使用香皂，改用絲瓜等粗糙的東西擦抹肌膚，脫除污垢，因爲有些香皂含有碳酸鈉與苛性鈉，可能引起濕疹類皮膚病，一些皮膚

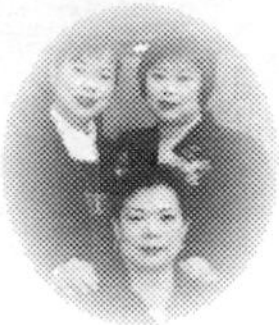

過敏的人更應該避免使用。洗澡的時間不宜過久，謹記在發汗前要離開浴缸。

如果遇有出血中，拉肚子或其他醫師囑咐禁止入浴的，就應該暫止入浴。

四、睡前頭部及足部的壓診（四診）

「一日四診法」中的第四診，是在睡覺前，查看身體各部位有無疼痛或僵硬的地方，假使發現某一症狀必須設法使其先減緩下來。當然，每個人入眠前都希望一覺到天明，這時可以多做頭部及足部的指壓，應能使我們睡得又香又甜。

1.頭部指壓

(1)上半身挺後，背脊伸直，舌頂上顎，雙唇緊閉，在頭頂中央及額頭至髮根的髮際、後頸中央皆是指壓重點，必須輕輕地揉壓。

(2)以食指、中指指壓眼尾太陽穴，虎口張開。大拇指同時指壓後腦和頸部交接凹處，直到痠痛感完全消失爲止。

2.足部指壓

頭部的疲勞，可以用腳的指壓來治療。

(1)以拇指與食指垂直般夾住趾尖的趾甲兩側，重覆使力抓然後鬆開的動作，注意的是每根趾頭都必須重覆如此做。

(2)以上下方式夾住趾間，再由左右用力夾住腳跟指

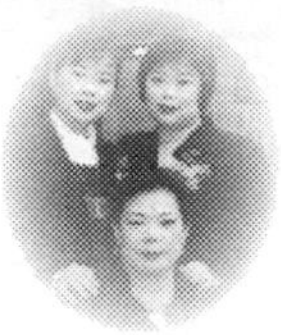

壓。

指壓腳後筋的地方，如果會痠痛，表示疲勞尚未消除，必須指壓到不痠痛爲止。自己指壓的話，不能怕痛，也不能因爲怕痛而不確實去做，結果未能達到效果，指壓腳後筋到不痛後，就搓洗周邊的污垢，然後再以熱、冷水互相沖腳，如此便可消除疲勞了，請參見足部指壓圖。

萬一頭部與足部的指壓無法排除體內的脹氣，建議做抬腳排氣法，請參見就寢前抬腳排氣圖，可以協助除掉脹氣。這個方法做起來很簡單，只需俯身躺下，膝上鋪一墊子，兩手托住下巴，輪流以腳跟踢打臀部般晃動，便可促進大腸蠕動，排出體內的脹氣。

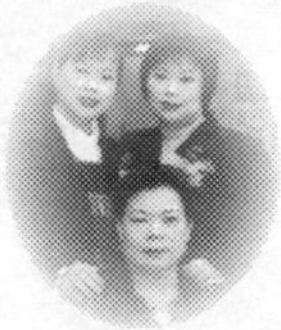

頭部指壓

可消除一日的疲勞，維持健康的睡眠狀態。

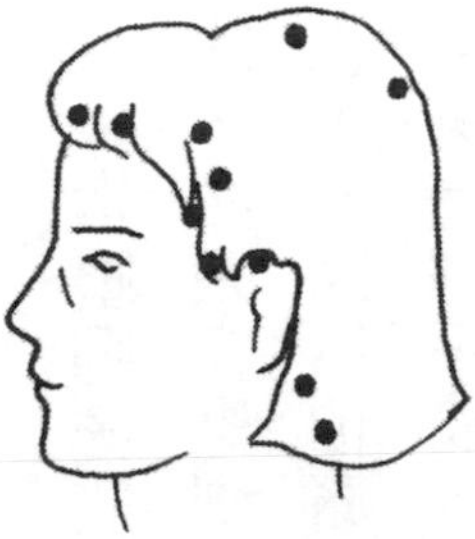

由額頭至髮根（如圖）的髮際穴道指壓，頭頂中央輕揉即可，切勿用力。

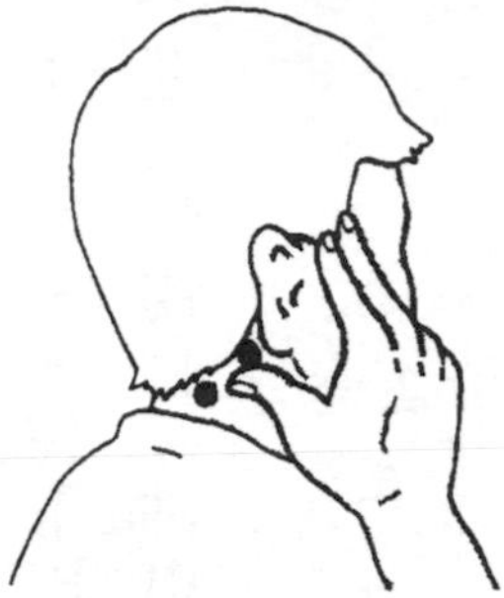

以中指與食指指壓太陽穴，並以拇指按壓髮際四周穴道，可消除頸部與頭部的疲勞。

足部指壓

可消除頸部與神經的疲勞

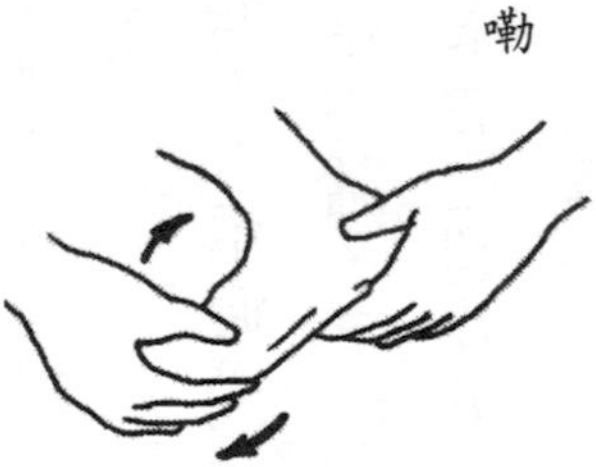

以一隻手將趾尖往上挪再撓圈，並以另一隻手指壓阿奇列司腱和腳跟處。

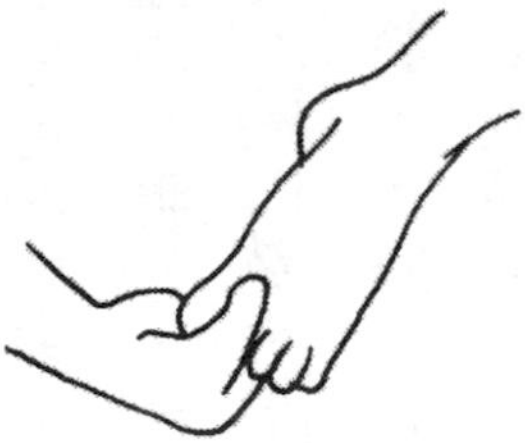

以上下方式夾住趾縫用力抓壓。

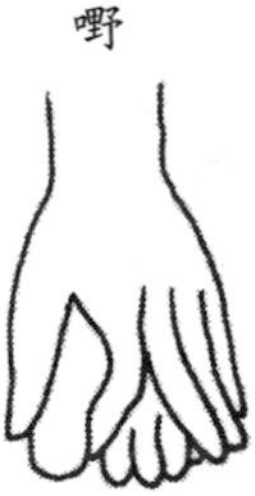

以拇指與食指夾住趾甲兩側並用力抓壓，每根趾頭皆須重複施行。

就寢前抬腳排氣法

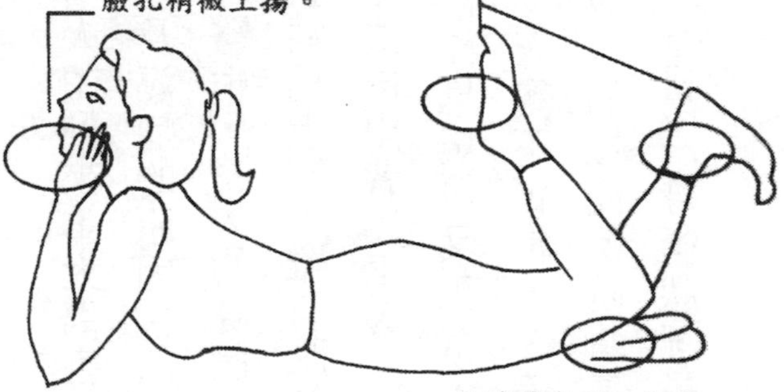
雙腳輪流晃動，經數次後
腳跟會踢至臀部。
臉孔稍微上揚。
於膝蓋處鋪一坐墊。

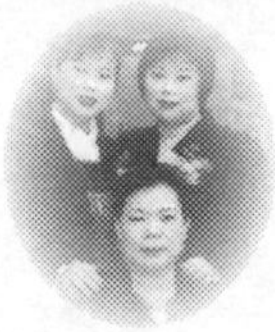

脹氣的原因與消除

脹氣除了會給人體帶來重大傷害外，它可能也是導致細胞老化、猝死症及癌症的原因。

在莊博士的行醫中，將人的身體健康分爲三等。當人體沒有積存任何脹氣爲上等；雖有脹氣但很快可消除者爲中等；脹氣始終無法排出者爲下等。

如果你的日常作息規律又正常，應有一個上等的身體；偶爾因熬夜、三餐不正常……等，造成體內蓄積氣體，倘若藉身體原有的機能適時將氣體排除，算是中等的身體；要留意的是萬一身體狀況是下等的時候，該怎麼辦？

一、脹氣產生的原因

根據莊博士的研究，脹氣產生的原因很多，整理如下：

(1)憋忍大小便。
(2)強忍屁不放。
(3)違反自然的性生活（時間不對、過多或過少）。
(4)刷牙洗臉時彎腰駝背。
(5)睡眠時間過長，飯後午睡超過三十分鐘以上。
(6)感覺怎麼睡都睡不飽。
(7)失眠、賴床、貪睡、早上爬不起來。
(8)偏食、暴飲暴食、愛吃宵夜。
(9)餓過頭，狼吞虎嚥。
(10)營養不足或過多。
(11)愛吃炸烤及刺激的食物，回鍋油當食油。

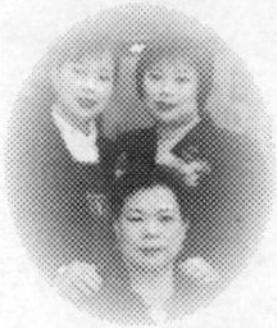

(12)愛吃多重混合調味，如糖加鹽、酸加甜。

(13)混吃冷熱的東西，如吃咖哩飯邊喝冰水、熱咖啡加冰奶精、熱開水加冰塊……等。

(14)吃東西沒有完全咀嚼又沒有緊閉雙唇。

(15)吃東西只嚼動一邊牙齒。

(16)吃東西不專心。

(17)吃飽後立刻就睡。

(18)情緒不穩定。

(19)壓力太大。

(20)座椅太軟、坐搖椅、坐姿不對、同一姿勢維持太久。

(21)睡床太軟、睡姿不對。

(22)走路姿勢不正確。

(23)運動不夠、過度疲勞、休息時間不正常。

(24)空氣污染。

以上諸多原因中，尤其不規則的生活和運動的缺乏是促使體內積氣最大的因素。

前面所述，我們可用莊淑旂博士的「一日四診法」來診斷體內是否有脹氣，而且也可以藉此來消除脹氣。我們的建議是這樣的：

首先，要注意飲食。避免進食與自己體型不合的食物，一般而言，有些特別的食物可以協助排氣，但是也要視食用者的健康而定，倘若健康狀況非常惡劣者，不論吃何種食物都無法如願排氣。

在精神不濟或疲憊的時候，由於神經不安定，消化和呼吸都會不順暢，因此建議有此情況的朋友應避免吃東西，只有等待不好的狀況完全消除後，才能攝取食物。

此外，有一種簡單易學的雙腳張合運動可以消除體內的脹氣：

(1)俯臥在床上，以座墊或墊被之類的東西放在膝蓋下支撐，雙手按在下顎，然後抬頭，挺著上半身，膝部下面的小腿向上舉起九十度。

(2)以雙腳互相踢打腳後跟。

有一次，莊淑旂博士在日本行醫的時候，曾醫治一位因屁放不斷而想自殺的病患。莊博士傳授他「蛋殼消氣法」，使他過著健康的生活而打消自殺的念頭，用蛋殼煮湯或泡茶來喝的方法步驟如下：

(1)先將買回來的雞蛋殼用清水洗乾淨，再用鹽抹在蛋殼上摩擦一會兒，以清水再清洗一次。然後將洗淨的蛋殼，用手捏碎放入小紗布袋裡，將袋口捆好，再放入清水裡用火煮。

(2)水煮沸後，再以小火煮二、三十分鐘後，將小布袋拿出。

腳的按摩方法

頭部的疲勞，可以用腳來治療，腳的按摩即是。

按摩腳後筋的地方，如果會酸痛，表示疲勞未消除，須按摩至不酸痛爲止。自已按摩的話，不能怕痛，也不能因爲怕痛而不確實去做，結果未能達到效果；按摩腳後筋至不痛後，就搓洗周邊的污垢，最後再以熱、冷水相互沖腳，就可去除疲勞。

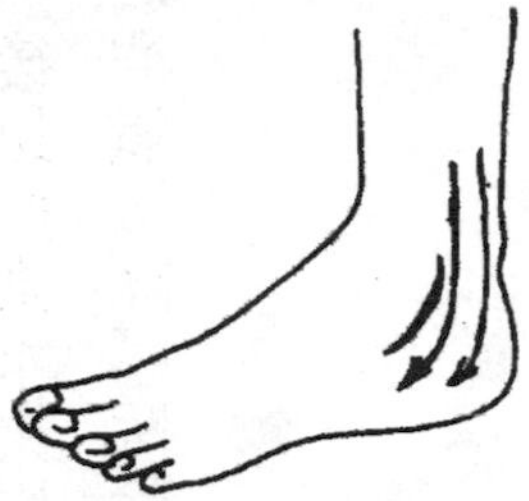

1.

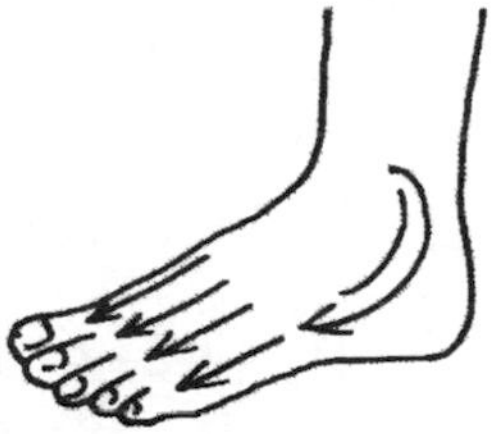

2.

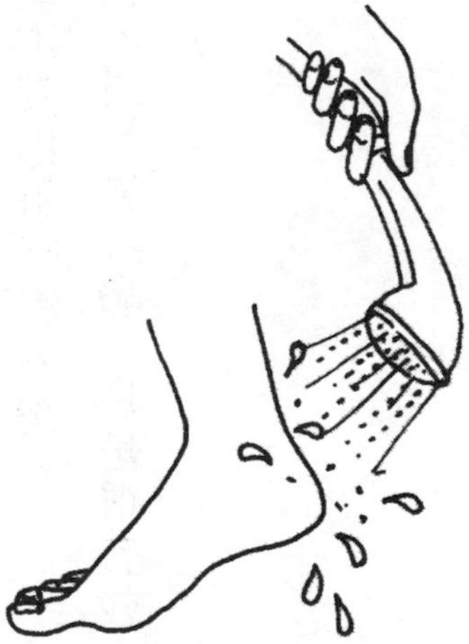

3.

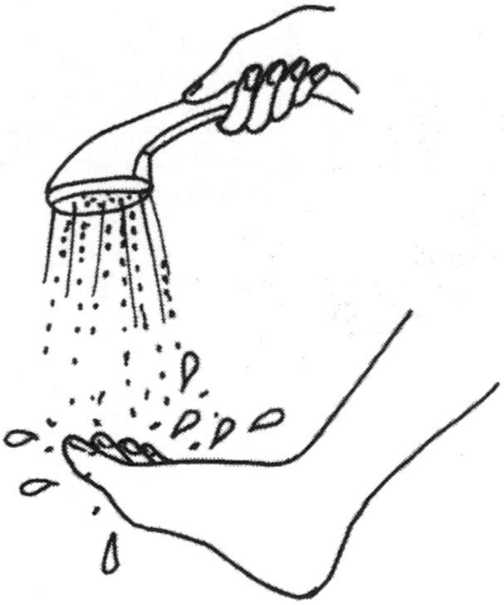

4.

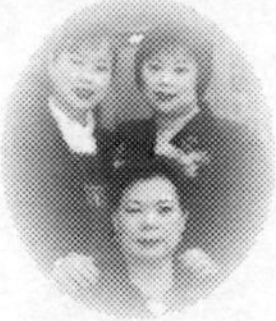

(3)然後以此沸水來泡茶或加其他調味料煮湯。

蛋殼消氣法除了解除放屁，對治療打嗝，也是很有效的。

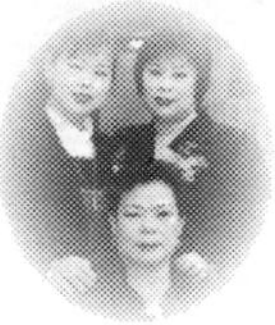

一直線徒步消除脹氣與疲勞法

古時候的人因爲交通工具不便，所以大家時常走路。走路除了解決交通的問題，也是最方便、最節省的運動。

嚴格說來，一般人都不太重視走路的姿勢，而且也不瞭解走路姿勢不正確會引起多少後遺症，尤其最近報章雜誌都有報導脊椎骨毛病，已是目前國人最常罹患的病症之一，這是一個很重要的警訊，希望讀者要正視這個問題。

走路不正確，不僅儀態不優雅，也會妨礙身心健康，許多下腹突出，脊椎彎曲及腰痠背痛的毛病，都是因爲這個緣故而造成。換句話說，一個人的身體之外型、姿態、和走路、坐姿、站姿有非常密切的關係，倘若走路的姿勢長期不正確，帶來的後患是無窮的。

我們提供您一套正確的走路方法，名叫「一直線徒步法」，不但可以矯正不良的姿態，而且可以幫助我們消除疲勞，請參見一直線徒步圖。

(1)腳跟先著地，使力伸直腳底，腳尖最後落地，肩膀自然下垂，臉部稍微抬高。舌頂上顎，緊閉雙唇，咬緊牙根，並提肛，縮小腹。

(2)手臂緊貼腋下，伸直手肘，以前三後四的比例擺動，以影響肩關節的運動。雙腿內側用力，直線行走。如此步伐可以減輕肩部與腰部的痠痛，使心情輕鬆愉快。

此外，建議你外出的時候穿著後跟粗、安定感很好的鞋子，按照以上爲您推薦的步行儀態，相信您的體姿表現高雅，身心的健康也會保持得相當穩定。

此外，清晨散步也是訓練走路很好的時機。莊淑旂博士說：「清晨，萬物甦醒，大自然景象正是煥發時候，此時的散步眞是一本萬利，好處有多多。」

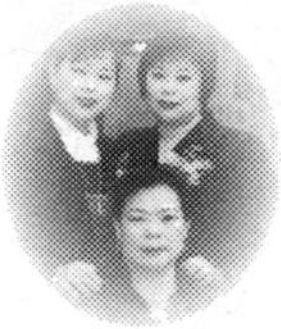

一直線徒步消除脹氣與疲勞法

一直線徒步法

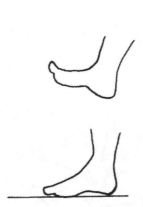

腳跟先落地、腳尖最後觸地。
如此步行便能消除肩部痠疼
與腰部沉重，使心情愉快。

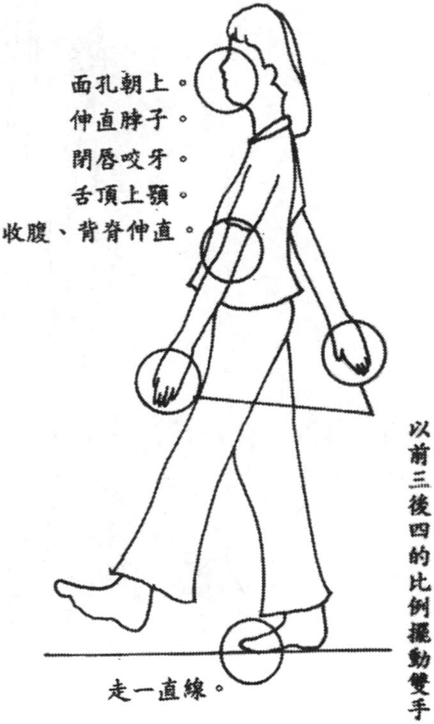

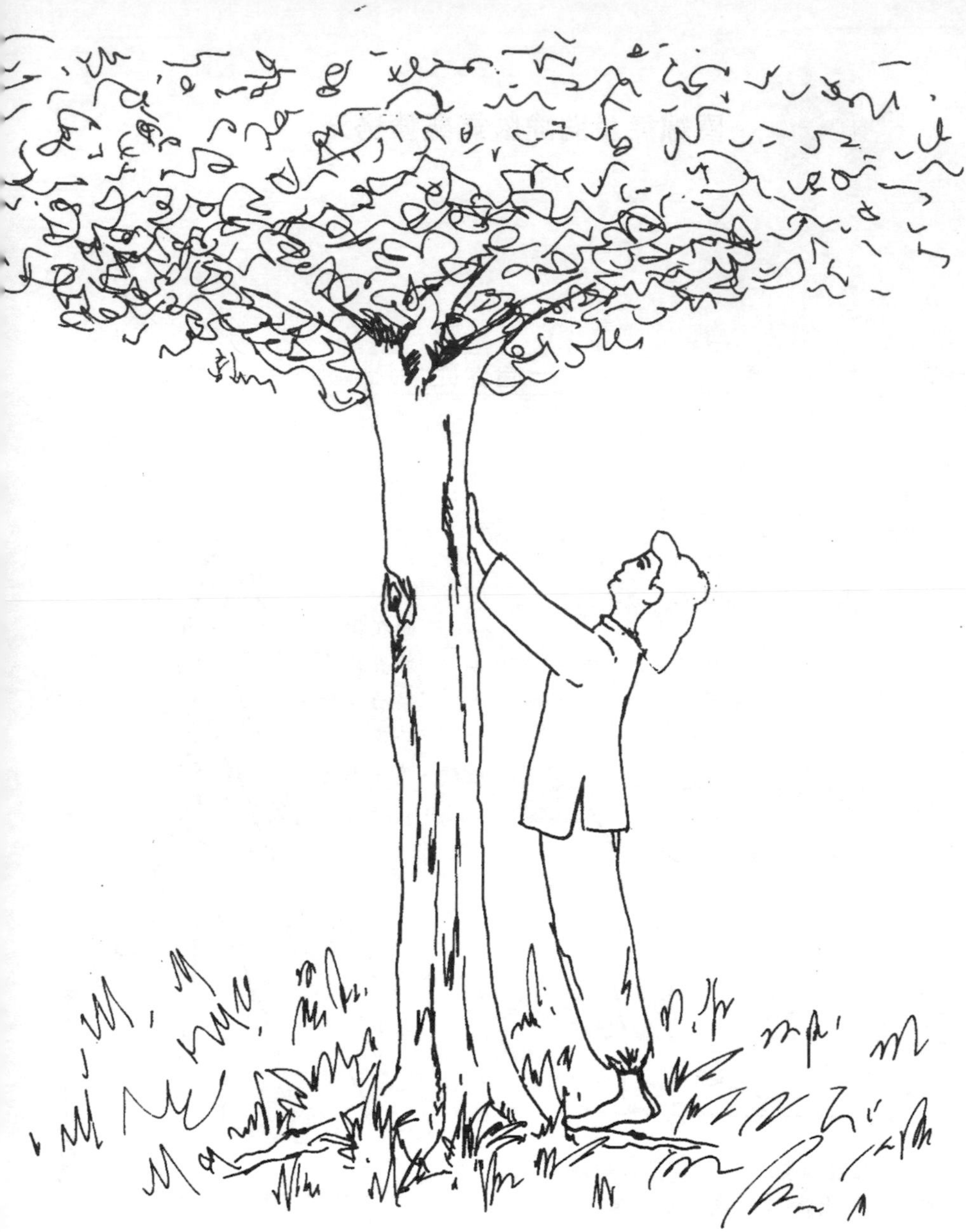

上身挺直往後仰，手臂上舉拉高直高過頭部雙手壓樹。
赤腳踩樹根，以刺激腳底與腳掌心四周。

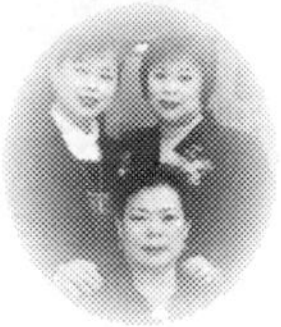

清晨散步最好是赤腳，腳踏在綠草、泥土上，吸收地靈之氣，呼吸新鮮的空氣，如果住家在郊外，還可看看綠色的風景，對眼睛及心情都是很好的。

對上班族、家庭婦女來說，有時會被公事、家務弄得身心疲累，如果懂得善用清晨散步，接近大自然，頓時之間能拋開煩惱、壓力，心情自然寧靜安詳，對一天的展開具有莫大的影響，可以說，清晨散步是一項好處很多的活動。

莊淑旂博士的清晨散步習慣，至今已實行三十多年了，擁有一個身心平衡的身體，而且事業蒸蒸日上。如果您是一個公務繁忙、壓力很多的上班族或鎮日忙於操持家事的婦女，請加入清晨散步的行列，由您開始做起，影響家裡其他人，自然帶動家庭運動的習慣。

如果您不是在草地上散步，提醒您要穿一雙好的運動

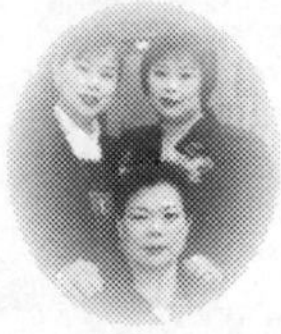

鞋，然後背上背包，以雙肩帶的背包最好，盡量不要以單肩背東西，如此才能讓體姿平衡，不易造成駝背。而且袋內放個「救命袋」，裝些必備急救品、小乾糧、零錢、證件……等，有備無患，您將受用無窮。

清晨散步也是件防癌宇宙操的前奏曲，至少走上一個月並同時作預備操，如此再作防癌宇宙操則功效更大了。

預備操的做法與功效

預備操是件「防癌宇宙操」前之準備操，有拉開筋骨、伸展肌肉、消除疲勞……等功效。

「防癌宇宙操」是莊淑旂博士精心設計的防癌保健運動，整套運動做下來只需花費三到五分鐘的時間就可做完，而且不需要特別的場地，可以說是一項簡單、方便、易學的運動。

「防癌宇宙操」動作十分簡單，它所帶動的地方，是全身最不常運動的肌肉、末梢神經，連脾臟、橫膈膜都運動起來，不僅促進血液、體液循環，而且可以達到身心的平衡，使一切消極的情緒都消失無蹤。但爲了達成最佳效果及預防運動傷害，除了先以一至二個月的時間早些起床，到戶外以「一直線徒步法」散步之外，同時作此「預備操」之後再作「防癌宇宙操」是好上加好，萬無一失的良策，現詳述於下：

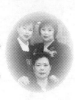

(1)預備動作：在戶外有泥土與草坪處，脫鞋、襪，雙腳併攏，膝蓋挺直，大腿內側用力，提肛，縮小腹，挺胸，鬆肩，舌頂上顎，緊閉雙唇，咬緊牙根。

(2)右腳向前踏出一步，左腳踮立、點地，重心往前，腰不動。

(3)雙手虎口打開向前用力合掌伸直，比肩高四十五度，抬頭。

(4)手臂向左右伸直張開成V字型，由下往上，由前向後用力往後擺振八次後回復立正姿勢，換腳重作，重心改放在左腳。

(5)與上同動作，但是雙手手心向前及外各伸直後張開成V字型同法擺振各八次。

做防癌宇宙操前的預備操(一)

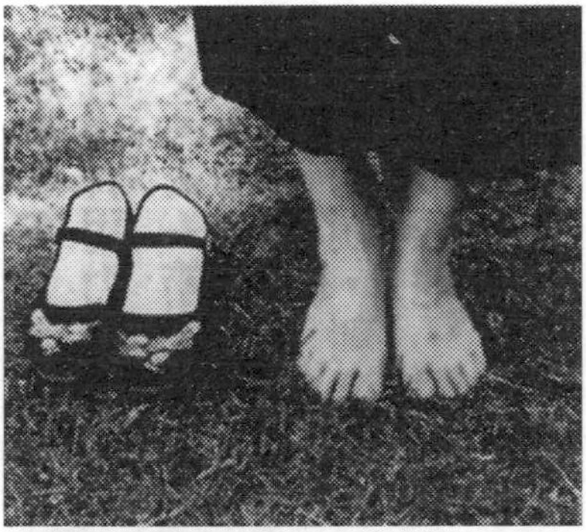

1.
脫鞋襪，踩草地，吸地氣。

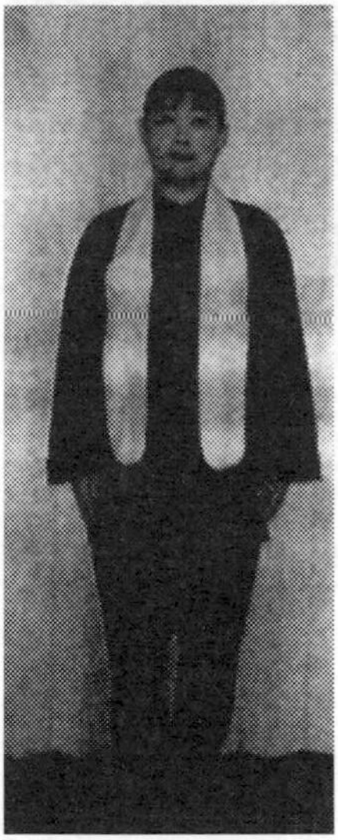

2.
雙腳併攏，膝蓋挺直，提肛縮小腹，挺胸，鬆肩，舌頂上顎，緊閉雙唇，咬緊牙根，巾掛胸前。

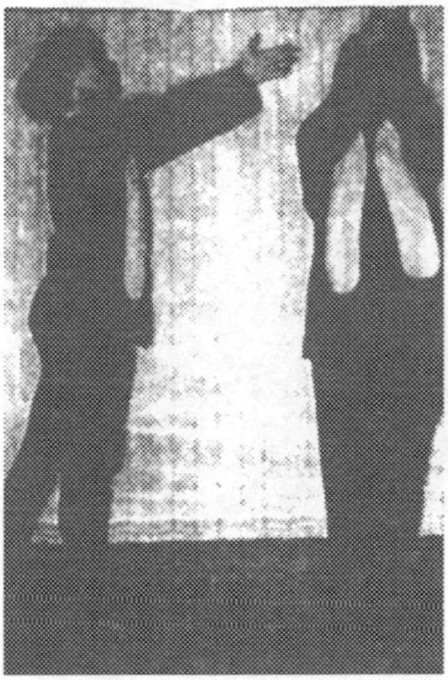

3.
腳向前踏一步，重心往前，腰固定不動，雙手前舉合掌與肩成45°，抬頭，伸直頸部，小指與食指之處盡量打開。

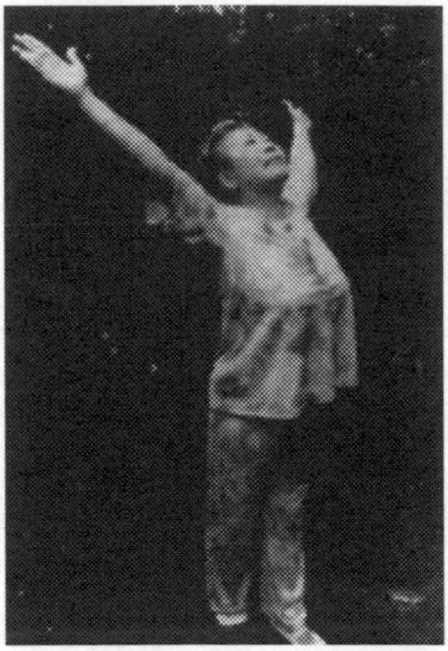

4.
雙手由前往後，由下往上，盡量用力擺振 16 拍，換腳再以同動作作 16 次。

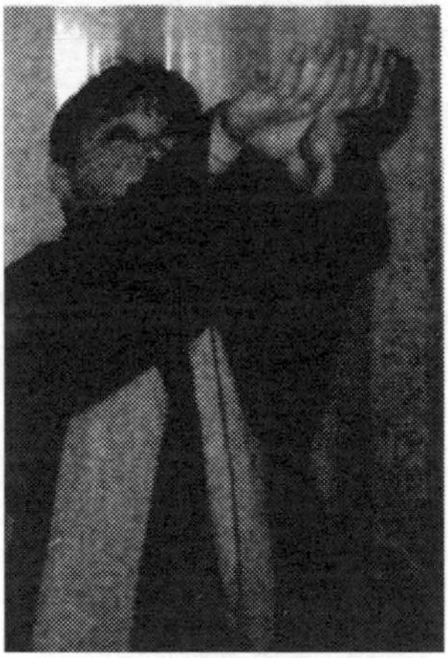

5.
掌心向前作與三、四相同之動作 16 次。

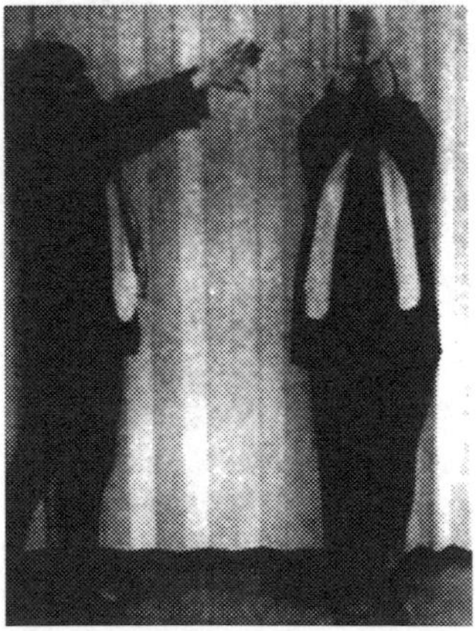

6.
掌心向背作與三、四相同之動作 16 次。

做防癌宇宙操前的預備操(二)

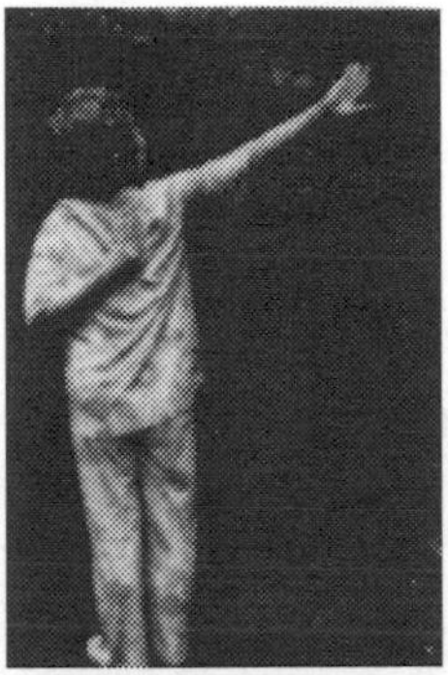
圖(一)

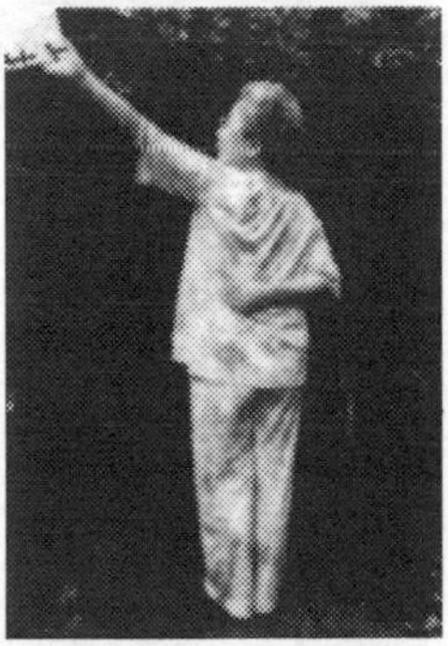
圖(二)

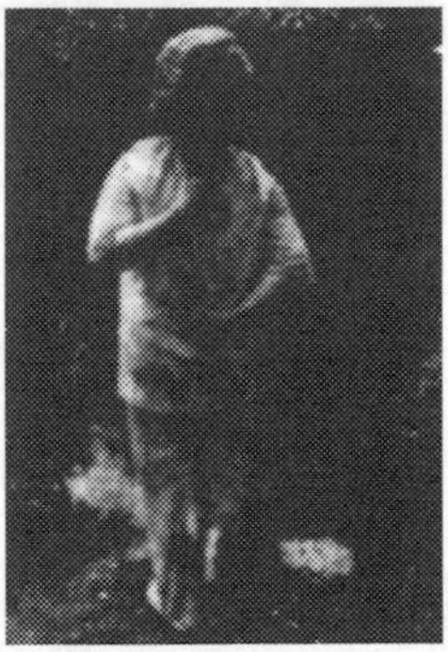
圖(三)

1.

一手平舉略高於肩膀，並略後伸，頭儘量向指間看，另一手繞向後背，上半身略後仰，由肩胛骨內側按摩而下，左右各 8 次，圖(一)(二)。

2.

與 1 同姿勢，由上順頸部、脊椎骨至尾骨部，按摩而下，左右各 8 次，圖(三)(四)。

3.

雙腳並列與肩同寬，收小腹上半身略向後仰，大拇指在後半身，四指伸直在前半身，虎口要用力，揉壓幾下，再由腋下按摩到腰部，左右各作 8 次，圖(五)(六)。

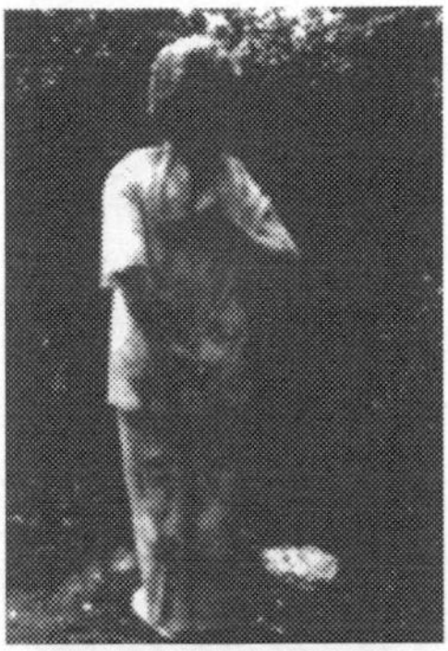
圖(四)

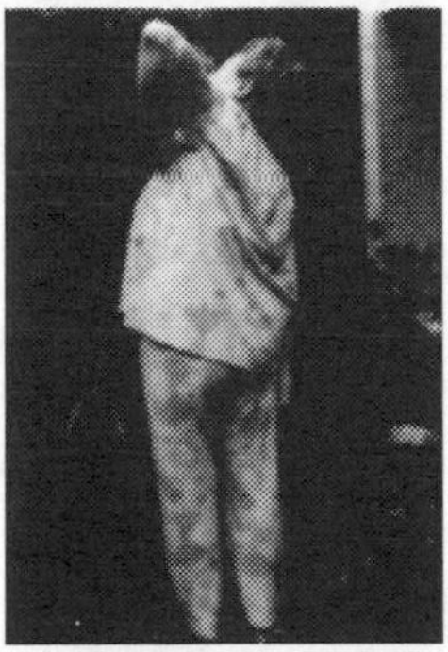
圖(五)

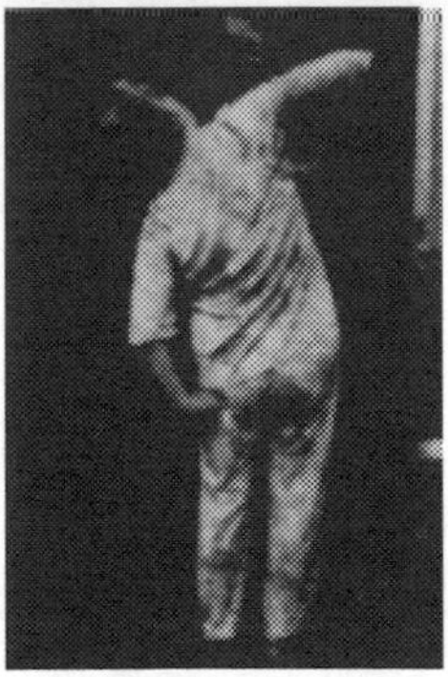
圖(六)

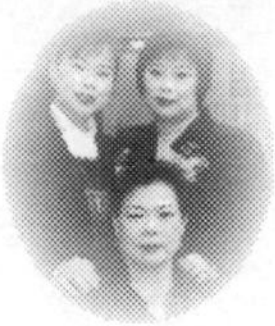

(6)一手平舉高於肩膀四十五度，並略後伸，頭盡量右轉而眼睛向指間看，另一手繞向後背，上半身略後仰，用指尖由肩胛骨內側按摩而下，左右各八次。

(7)用雙指尖由上順頸部、脊椎至尾椎骨部，按摩而下，左右手各按摩八次。

(8)大拇指與四指間的虎口要用力打開，由腋下揉壓幾下，再由腋下壓按到腰部，左右各八次。

「預備操」在「防癌宇宙操」之前先做，或者也可以單獨做，功效是活動筋骨。長期從事坐著辦公的人，一旦發現自己從坐位站起來，背部卻無法挺起來時，甚至還有痠痛的感覺，建議您站到牆壁邊，做一做預備操，肯定對背部挺直會有相當多的助益。如果你對說明不甚瞭解，請參見預備操的分解動作圖片。

提倡防癌宇宙操

我的母親莊淑旂博士，十九歲時父親因罹患直腸癌過世，二十六歲時丈夫又因肺癌而去世。她爲了揮除「癌症家族」的陰影，讓自己和子女脫離得癌症的恐懼，並且協助他人免於遭遇相同的不幸，於是下定決心要找出人們患病的原因和抗癌的方法。莊博士原本即受有深厚的中國傳統醫學基礎，爲精益求精，仍遠赴日本慶應大學繼續深造，而且汲取西方醫學的精華，八年後獲得慶應大學醫學博士學位，隨之常赴歐洲發表論文。

經過多年的鑽研，莊博士不僅走出「癌症家族」的陰影，還將她長期的思考及研究，獨創出一套「中國式健康管理」，受到日本醫學界相當的推崇。

莊博士在日本曾經對罹患癌症又動過三次手術的患

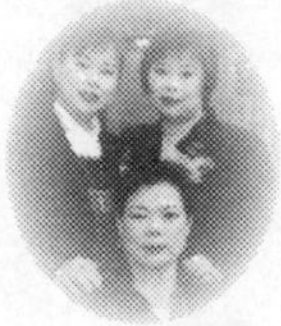

者展開全面調查，從三萬六千份回函中，發現這些病人生活中的共同錯誤，歸納得出如下幾項：「長期偏食」，「錯誤的生活習慣」、「沒有消除當天的疲勞」等，導致身體衰弱而出現身體機能異常的狀況，讓病魔有機可乘。

針對這些患者所犯的生活錯誤，莊博士在正確的飲食和生活習慣的養成以及如何消除疲勞方面都創造出自己的學說和防療方法，在運動方面，莊博士更獨創出「防癌宇宙操」。

一、防癌宇宙操的起源說明

防癌宇宙操的起源是莊博士根據抬頭挺胸、伸展全身、身心平衡、天地人合一等四個觀念所萌發，繼而加以深思、印證、實行，然後再推衍出來。

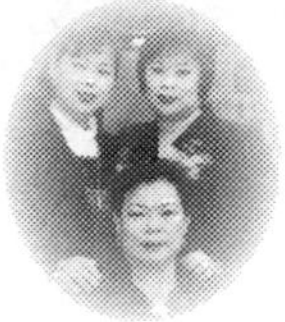

1. 抬頭挺胸

莊博士說：「人們每天二十四小時，有三分之一的時間平躺在床上，其他三分之二的時間不論工作、讀書等，每個人都是垂著頭，彎腰駝背。有些家具設計只爲了追求美觀，使人姿勢不正，脊椎彎曲，違反了自然，內臟因而受擠壓，不克發揮正常功能，藉著防癌宇宙操抬頭挺胸的機會，能促進腸胃活動；排除腹內廢氣，使全身血液暢通，也收預防記憶力減退之功效。」

2. 伸展全身

有一次，莊博士在飛往維也納發表論文的飛機上，曾仔細觀察經過九小時漫長旅途的旅客們臨下飛機時，大部份都不約而同地做出消除疲勞的自然動作，那就是高舉向外旋轉的雙臂做全身伸展，這種動作在我們嬰兒期時也常

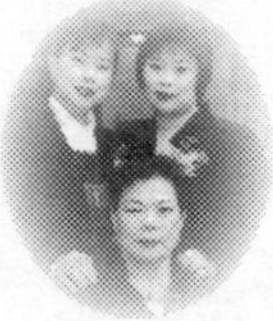

做。莊博士覺得很有趣，於是一再試驗，後來在浴室手拉毛巾擦身時，發現伸展加上固定的布巾長度，效果更大。由於每天診治病人必須先檢視病人的頸、腋下、鼠蹊部淋巴腺的經驗，以及中國傳統醫學「脾統血——主四肢」的理論，莊博士肯定透過充分抬頭並高舉而擺動雙手，且赤足踩草地又踮腳，以足尖走一直線，可伸展全身，拉開了橫隔膜，刺激喉部甲狀腺，活絡兩腋下及大腿內側鼠蹊腺之淋巴，如此必能促進全身血液及淋巴循環，並使內分泌正常化，提高代謝功能。加以活動了平常不用的肌肉，在收縮腰臀，去除體內脂肪及贅肉方面都有事半功倍之效，更有排除腹內脹氣之功。

3.身心平衡

現代人日常工作繁忙，步調快速，神經緊張的疲勞不是光靠每天三分之一的睡眠就能消除。「防癌宇宙操」中爲此特別藉著伸張手腳每一個關節，以指頭刺激掌心、腳趾用力壓地來刺激末梢神經，也帶動腦神經調整身心平衡，在消除肩膀痠痛，解除精神緊張疲勞和失眠方面極具功效。

4.天地人合一

莊博士時常提及人的力量極其有限，而大自然卻有股我們眼看不到耳聽不到的力量。「防癌宇宙操」中所以要赤腳踩綠地，抬頭看天際，即是借助優美廣闊天地景色來消除內在矛盾與情緒低落，裨使人身心回歸自然並吸收天地正氣攝取無限能量。從天地人合一當中，吸取大自然的力量，防病強身，享受健康的人生。

「防癌宇宙操」雖然只有幾個簡單的動作，所費的時

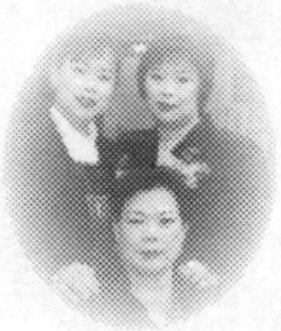

間也不多，如前面所述，它帶動不常運動的肌肉及末梢神經，活動了脾臟、淋巴腺和橫隔膜，全身的血液和體液也都得以暢行。不僅使發育中青少年的胸寬、身高都能增進，中老年人也能逐日糾正脊椎彎曲約老化現象。持續不斷地做「防癌宇宙操」，男女老幼都能獲得防癌、身心平衡、心情開朗愉快的希望。

二、防癌宇宙操的做法

做「防癌宇宙操」時，頭要抬高，眼睛要看著天，先脫掉鞋襪，讓足部完全與土地貼合，雙腳併攏直立，膝蓋挺直，大腿內側要用力收緊，提肛，收腹，展胸，肩部放鬆，咬緊臼齒，舌頂上顎，緊閉雙唇，布巾放在脖子上。做以上預備姿勢時，建議您可以播放《桃花與推渡伯》這首指定曲一邊聽著節奏一邊做動作。

「防癌宇宙操」共分五節，按部就班循序做下去，必能達到功效。

1.第一節

(1)右腳向前踏一步，重心前移，腰固定不動，左腳尖用力下壓，雙手合掌，虎口打開，手指用力伸直，雙臂向前平舉，略高於肩成四十五度。

(2)雙手分開與肩同寬上舉，掌心相對，頭往後仰，脖子用力伸直，手臂伸直。

(3)雙手向後，展振十六次。

(4)雙手還原至(1)的動作。

(5)雙臂放下，右腳收回，換左腳做(2)、(3)的動作。

2. 第二節

頭向左、右各繞一圈。

3. 第三節

(1)同第一節(1)動作，唯雙手食指緊貼虎口張開，拇指向下、掌心向前。

(2)同第一節(2)動作，唯掌心向前。

(3)雙手向後展振十六次，唯雙手掌心向前。

(4)同第一節(4)、(5)動作。

4. 第四節

(1)雙肩依縮聳展後繞環四圈。

(2)雙肩依展聳縮向前繞環四圈。

5.第五節

(1)同第一節(1)、(2)的動作，唯雙手手背相對。

(2)手臂用力扭轉，掌心向外，雙手向後展振十六次。

(3)同第一節(4)、(5)動作。

(4)換左腳，同上做法。

6.第六節：

(1)雙腳足跟離地踮立，雙手屈肘靠於腰旁，掌心向上，指關節循序彎曲，指尖壓掌心，刺激掌心。

(2)足跟著地，同時雙手手指張開。

(3)同(1)、(2)動作，反覆四次。

7.第七節

(1)雙手掌心向上，布巾置拇指與食指間虎口處（雙手屈肘靠於腰旁），用拇指壓緊布巾。指尖向前、收肘、雙手與胸部同高。

(2)雙手上舉，繞頭至正前方伸直，掌心向上，布巾仍置於指間虎口處。

(3)指關節循序彎曲，指尖壓掌心，刺激掌心，並緊握布巾。

(4)雙手手臂向外翻轉，掌心向外，將布巾拉直。

(5)雙手伸直上舉（後斜上舉），臉向上。

(6)雙腳腳跟提起踮立，腳趾用力壓地，提肛，收腹，展胸，咬緊牙根，舌頂上顎，緊閉雙唇，將布巾拉過頭部以充分刺激後背「肩胛骨凹處」，並拉開橫膈膜使全身氣血通暢。

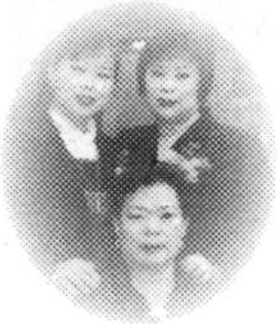

8.第八節

維持腳跟提起踮立姿勢，右腳開始一步一步慢慢地往前直線行走，每一步停留四拍，開始時每次最少十二步，最多六十步，以後視個人情況可逐漸增加。

防癌宇宙操的動作，主要目的是刺激末梢神經、活動肌肉，此外能夠促進腸胃活動、消除肩膀痠痛、收縮腰圍及臀部，更可以消除體內多餘脂肪及贅肉，達到減肥的效果，也可改善失眠令人好睡，如果每天皆能持之以恆去做的話，肯定能夠預防癌症、強壯身體，何樂而不爲呢!?

三、與癌共存之道

每當朋友聽到我的母親莊淑旂博士說到要「與癌共存」，莫不驚訝萬分，怎麼可能呢？

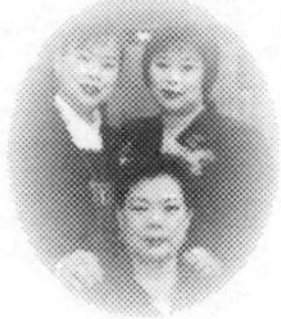

很早的時候，莊博士碰見了一件令人難以忘懷的事，當時有一位男性友人在某日遭遇車禍死亡，莊博士得知惡耗趕往醫院。院方爲了確定其死因便解剖遺體仔細的測量腸子的長度、內臟的重量、查看胃內的食物，並一一拍照記錄……，竟意外地發現他的食道、胸部、淋巴腺等部位長出若干癌症病巢。莊博士好奇地去他家中查訪，這才得知，這位過世的男士生前，每日清晨做散步……等運動，並過著早睡早起正規的生活，所以讓人察覺不出他有罹患癌症的症狀，反而他精神洋溢，體力充沛，如果不是因車禍而解剖遺體，恐怕任何人都不知道他是個癌症病人。於是，莊博士的腦海裡浮現出「與癌共存」的道理。莊博士認爲一個人即使得了癌症，只要不刻意去關注它，依舊過著有規律的生活，並採用健康的飲食與規則，那麼癌症是可以克制得住的，這就是人體的奧妙之處。

莊博士在一九五八年的時候，也遇到一個「與癌症共存」的實例。

當時莊博士只有三十多歲，曾任日本宮內廳侍衛長白根松介先生年七十二歲，他向莊博士言其持續進食後便會嘔吐的症狀及經醫院檢查疑似胃癌的可能性。

莊博士爲他調整飲食內容與習慣，遵從早、午、晚餐爲三——二——一的比例，並建議他晨間早起修剪家中庭園花樹並做一些運動，這樣悠閒的生活經過了三、五年後，他的胃部及肝臟（因爲他喜飲杯中之物，所以肝臟功能不太好）失調竟然不藥而癒，所以在他健康復原後，莊博士曾認爲「胃癌也許是院方的誤診」。

一九八三年七月，他在醫院打電話給莊博士，告訴她說，現在要做例行的健康檢查，由於一大早就必須空腹禁食，但他此刻卻非常想吃平常愛吃的牛排。當時，莊博士

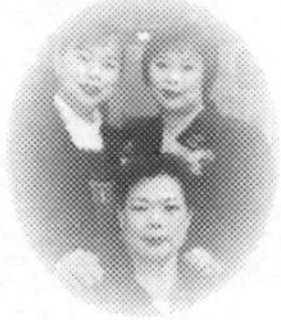

因爲事務繁忙沒有把這句話放在心上，沒想到在午後三時半由醫院傳來惡耗，白根先生病逝了。莊博士立即警覺到可能飲食節奏的紊亂所致，這也是將年老者空腹做健康檢查的結果。

後來，莊博士看到了院方爲白根先生所做的遺體解剖報告，上面寫著他早已罹患了胃癌與腸癌，這可是三十年前醫院爲他曾做檢查的結果，沒想到癌症竟與他共存這麼多年。由於白根先生當初得知患癌症即接受家母的勸告，在平常的飲食生活就十分規律化，早餐至少吃營養豐富的二百公克的牛排，午餐則吃易消化且營養的鰻魚等食物，因此使身體狀況維持得相當理想，這才能與癌症共存了這麼久的時間。

曾經有人請教莊博士，如何建立健全的身心？如何在罹患癌症後還能安然與之共存，在自然中減少癌症的破壞？萬一癌症惡化又如何減輕痛苦呢？

莊博士提出她的看法，一般人沒有察覺出我們人體內早已具備預防及治療的能力，其實靠著自癒力仍是可以克服病魔的。而預防的開始在於祛除癌症特有的飲食生活與體型——當日疲勞，當日消除。最大的重點在於不罹患感冒。

莊博士的父親與丈夫皆死於癌症。其父是一位中醫師，只要患者一到，即使想上廁所也憋忍不去，而且用餐、睡眠時間非常沒有規律，有時候忙得三餐次序大亂，用餐速度快得異於常人。由於生活步調太緊湊，幾乎沒有運動的時間，導致肩膀、背部終年痠痛，也經常便秘，甚至養成吃瀉藥的壞習慣。

九一八事變爆發，祖父應召擔任軍醫，一向肥胖又運動不夠的他，不能適應軍旅生活，入伍三天即病倒在床，

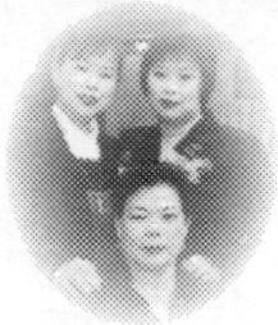

除役後回家，卻發生冒冷汗、絞痛、下痢、發燒、拉黏液、便血……等症狀，從此臥床不起，接連三年，骨瘦如柴直到病逝。莊博士得知是直腸癌所致，決定全力研究原因，經過長期觀察、研究與調查、統計分析結果發現可能是飲食與生活環境不良所造成，而且祖父在入伍前與癌症共存是事實，入伍後因環境的惡化使得癌症猖獗，足以做爲讀者的戒鏡。

而父親生前是個體瘦內向的人，食量小，不好肉、魚、油膩與甜食，愛吃蔬菜與酸食，在莊博士產下三女後不久，父親經常感到疲勞與肩膀疼痛。

父親爲先天型的虛弱體型，容易感冒，肩、腰乃至全身時常會感到疼痛，又愛喝拌有砂糖的蔬菜湯。事實上，對於神經衰弱、體型瘦弱者，砂糖蔬菜湯和涼拌食物都應該盡力避免，當時父親每天早晨有飲用酸梅茶的習慣，對他更是百害而無一利。

中、日戰爭末期，父母親遷往郊外的外雙溪避難，父親當時高燒不退，咳嗽不止且痰中帶血，一直無法平躺正睡，苦不堪言，醫師診斷爲肺結核，而那時候維繫生命的綠黴素尚未問市，當父親病情惡化的時候，母親發現其頸部有淋巴腫，於是送往大醫院做組織方面的檢查，不料在等待結果的四星期內，父親從此撒手人寰，年僅二十九。

事後，母親才知道父親的死因是肺癌。

在祖父及父親兩位親人相繼被癌症奪走了寶貴的生命後，母親立志學醫，三十三歲終於通過了國家所辦的醫師考核。三十六歲留學日本，在慶應大學攻讀，而後以〈減滅癌症痛苦〉的論文獲頒醫學博士學位。

一九六六年，莊博士在日本創辦財團法人國際癌體質改善研究會。一九七七年，再設立國際家族防癌協會。一

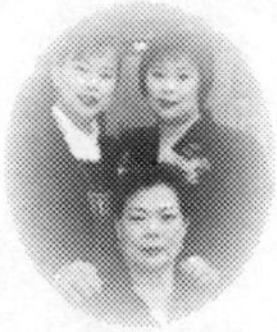

九八一年，更名爲國際家族防癌連合會，將觸角延伸到日本各地。莊博士爲了避免造成與她相同境遇者與減少患者的人數心態下，除了全心投入醫師的行列，也特意繼續研究預防癌症的相關方法，近年來更積極返國創立財團法人青峰社會福利事業基金會，多方從事研究與推廣的工作，而且我們整個家族的成員也在這種精神號召下，盡力推展防癌工作，「防癌宇宙操」便是我們極力宣導的防癌工作項目之一。

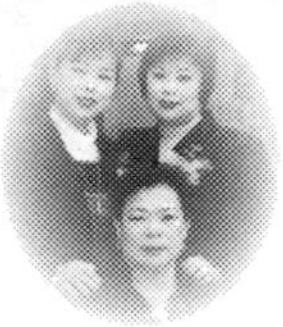

飯前消除疲勞與脹氣法

莊淑旂博士的健康管理法，明白指導每位讀者如何每天擁有「健康而快樂的一天」，以期維持健康的體魄。

一大早起床時，先在床上做些溫和的運動，然後外出去澆花、散步、做體操，接著洗個溫水澡，再做平躺全身伸展的動作及耳部、手部按摩和眼睛的指壓，然後吃頓豐富、健康含肉、青菜、水果的早餐。如果每天持之以恆，相信上班族、學生、家庭婦女一天精神都會很好。

莊博士特別灌輸一個觀念，最好是在中餐前先平躺做些消除飯前疲勞與脹氣之動作，再小睡片刻後起來用餐，而非國人一般習慣於中餐後再午睡，這種影響健康的不良習慣希望早日糾正過來。用午餐前，平躺床上，拉拉耳朵，按摩眼睛、按摩手腳，及伸展全身，不僅會消除上午的疲

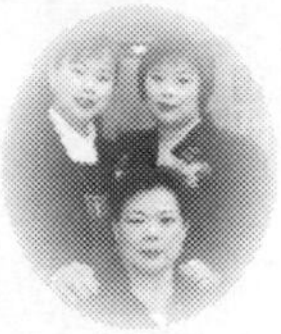

倦及腹中的脹氣，也會協助我們下午不容易勞累。

正常說來，在中餐前午睡約一、二十分鐘就足夠了。莊博士認爲，上午的疲倦尚未消除即進食，而進食後又馬上睡覺，使得食物沒有辦法消化，且會造成頭痛，身體不適的後遺症，食物一旦沒有完全消化，體內容易發酵積存脹氣，因此我們在此特別呼籲飯前先睡，而非飯後才睡。

至於下午下班、放學後，建議先去洗澡，然後也做飯前消除疲勞與脹氣法，再休息片刻左右，將一天的疲勞恢復再用清淡的晚餐。晚餐用畢後，約過三、四個鐘頭可做些消除疲勞的按摩與體操，再上床睡覺休息，如此才不會影響消化。

至於在飯前如何消除疲勞與脹氣？我們的建議是這樣的。

一、伸展全身和腳部運動

很多人早上會賴床，不肯起來，非等到最後時刻，才匆忙完成刷牙、洗臉、穿衣、吃早餐的動作。實際上，如果肯早起二、三十分鐘，舒展一下筋骨，並到室外散步，做運動，再洗個溫泉澡，吃頓豐盛有肉、青菜、水果的早餐，對身體是大有幫助的，爲自己的健康做些小投資應該會有很大的利潤回收。

莊博士教導我們，在起床前，全身做伸展運動，讓平常較少活動的腋下、淋巴腺、喉下甲狀腺及中間橫膈膜有舒伸的機會，而且同時活動一下腳部，除了可以消除體內積存的氣體，鍛鍊大腿的結實，也可以活動穴道拉伸筋，消除腦部疲勞，防止記憶力減退，使身體輕鬆，情緒平衡，達到身心健康的功效。

(1)身體平躺，合攏的大腿、膝蓋、小腿肚及腳跟均需密切地貼合，把雙手平放在腹部，手指互相握緊，將下腹托起，後做頭部和腳同時挺直的運動，然後做三次深呼吸，呼氣時要慢，並發出輕輕細細而持續的「無」聲。

(2)雙手交叉握緊，手心旋轉向外，手臂要使力伸直高舉頭頂用力拉伸，同時頸部盡量向上伸展，並將後頸頂住床沿，使全身上下拉直伸展，緊閉雙唇，人中伸直、舌頂上顎，咬緊牙根。

(3)雙腳腳掌一上一下擺動十二次，做的時候，腳後跟併攏，膝部合攏，後腳筋盡量用力拉直，向上之腳趾盡量往後翹，向下彎時，腳趾用力下壓。

(4)兩腳腳掌心相向併攏，先由內向外，後出外向內轉圈各六次。

(5)初學者，大腿、兩膝、小腿肚及足關節等部位不易併攏的，可用布條或毛巾綁住。全身伸展運動，如果能在三餐前、晚上睡覺前及上午十時、下午三時喝下午茶而做的話效果最好，此外，此項運動能夠預防記憶力減退及預防老人癡呆症，好處非常多。

(6)若外出時無床可平躺，可找公園之石凳或辦公室中之坐椅數張並排使用，方法如上，效果亦佳。

二、眼部按摩

依據莊博士長期統計的結果，顯示台灣大多數人的眼睛都酸痛，原因可能是吃太辣或飲食不當，或長期使用傷害眼睛的日光燈，或喝水過多，或因爲工作用眼過度，或看書時間過久，使得眼部浮腫或痠痛……等，這是因爲眼睛疲勞的現象有時也曾造成肩痠肩硬等毛病，我們須藉睡

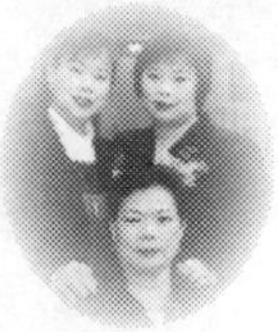

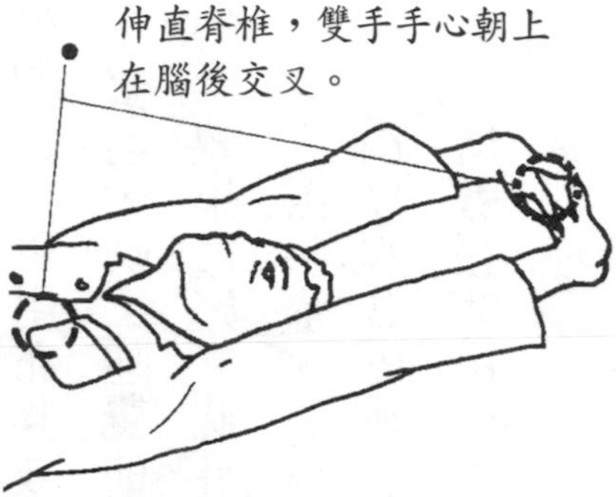
伸直脊椎，雙手手心朝上
在腦後交叉。

圖(一)

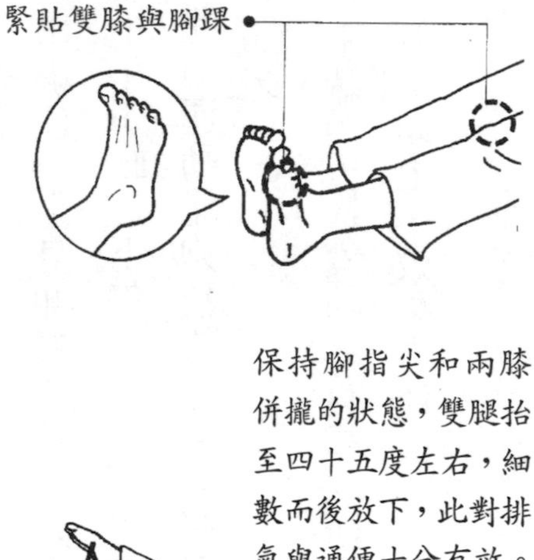
緊貼雙膝與腳踝

圖(二)

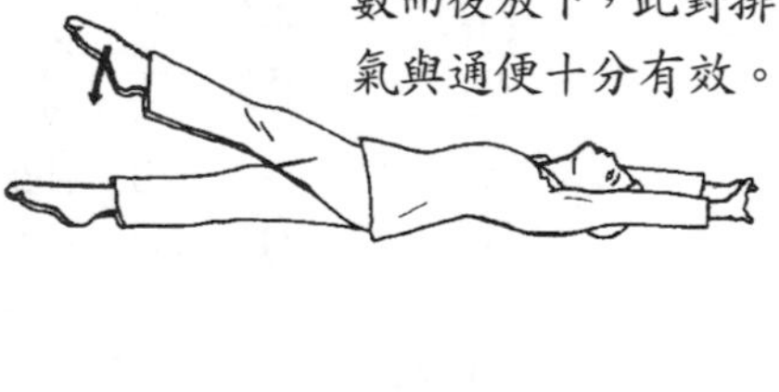

圖(三)

保持腳指尖和兩膝併攏的狀態，雙腿抬至四十五度左右，細數而後放下，此對排氣與通便十分有效。

1. 身體平躺，雙後腳筋、腰部、肩胛骨等用力拉伸，同時頸部儘量向上伸展，雙手握緊，手心向外，手臂伸直高舉頭頂上，使全身拉直伸展開（大腿、膝蓋、小腿肚、足關節，均須密切地貼合。）然後做三次深呼吸，呼氣時要慢，並發出輕細而持續的「無」聲。

2. 把雙手置於腹部，手指相互握緊，將下腹托起，做後頭部和腳同時扯直的運動。

3. 雙腳掌一上一下擺動十二次，做時，腳後跟併攏，膝部合攏，後腳筋用力拉直，腳趾儘量往後蹺，向下彎時，腳趾用力下壓。

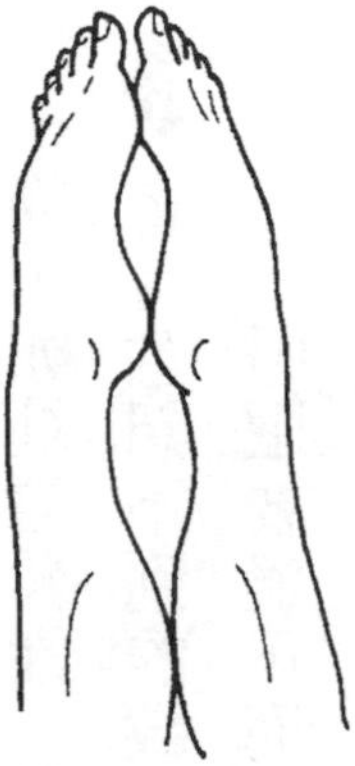

圖(四)

4. 兩腳掌心併攏，先由內向外，後由外向內轉圈各六次。初學的人，大腿、兩膝、小腿肚及足關節、腳後跟等部位不易併攏的，可用布條或毛巾綁住。

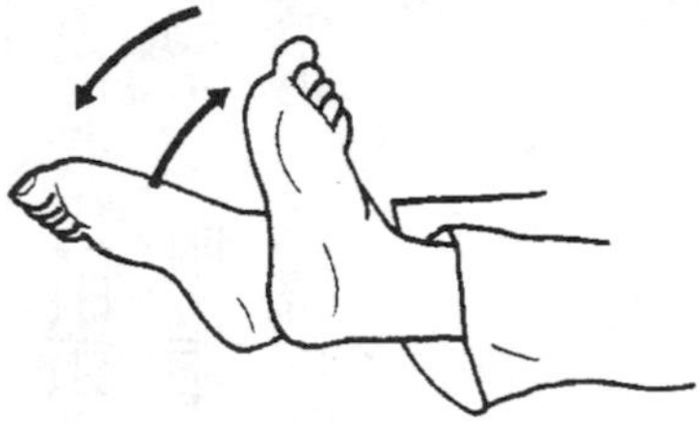

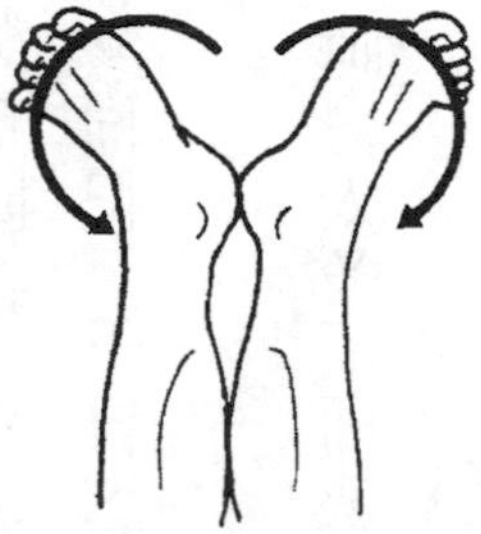

保持腳指尖和兩膝併攏的狀態，雙腿抬至四十五度左右，細數而後放下，此對排氣與通便十分有效。

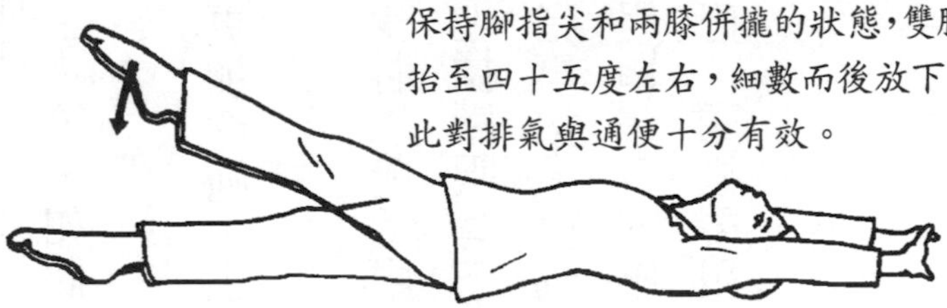

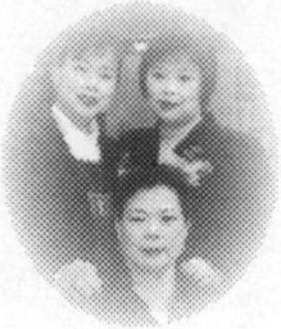

眠及按摩的方式將疲勞袪除掉並補充對眼睛有益的食物，如紅蘿蔔汁、雞肝燉枸杞、干貝、青蚵……等，如此會有意想不到的效果。

睡眠要適可而止，睡得太多反而使眼睛更加浮腫，也會傷到脾臟。

用按摩的方式則閉上眼睛頸朝上，張開雙肘以雙手中指支撐鼻樑上額髮際處。一邊以拇指腹用力地揉壓眼骨下方凹處。再沿著眉骨由眼頭到眼尾處，以拇指壓按，直到痠痛完全消失爲止，眼眶下面也可以中指用同樣方式壓揉，直到不痛爲止，揉時咬緊牙根，收縮下巴，頸後要用力，效果才顯著。

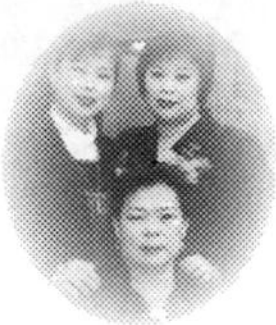

三、耳部按摩

耳朵有一〇八個穴道以上，全身疼痛的信息都會反應在耳朵上，每人疼痛的部位不一樣，經常充分按摩耳部既可以消除疼痛處及神經的疲勞和精神的壓力，也可以暢通氣體，增進胃腸功能運作。

做耳部按摩，須挺胸收小腹，牙關與眼睛要輕輕閉住，兩肘須抬平至比肩膀高，以拇指和食指中指依序夾住耳朵的下、上、中各部位，再用壓、揉、拉的順序加以按摩，再以拇指壓耳垂、耳尖上、耳中後的凹處，然後用手心按壓耳朵，直到聽不見任何聲音並向前及向後各按摩六次以上，最後做深吸氣再鬆手深吐氣。

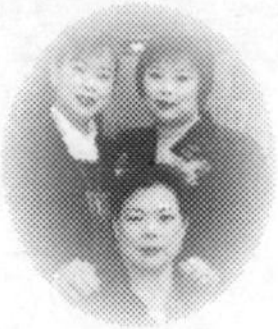

四、手部按摩

上班族處理公務、學生做功課、婦女做家事，多多少少都會碰到手部極度疲累，這時候您需要做手部按摩，來消除如千斤重的痠痛感。同時刺激手背不常用的肌肉與指尖末梢神經，可迅速消除體內的脹氣。

首先，一隻手手心朝下放在桌上，另一隻手以指尖在手肘三指處各從手背中間、小指側邊及拇指側邊等三處輕輕地往指尖按摩，到指尖時，應稍用力，以刺激末梢神經。兩隻手可以交替進行，每部位各作十二次以上，也可二人互作。

最後便以右手的拇指和食指，從左右抓取左手每根手指並且每根手指都要按摩到，接著再從指間和手心中央依序按摩。

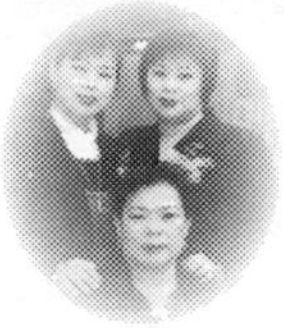

飯前消除疲勞與脹氣法

手的按摩

雙人互作或雙手自己按摩。

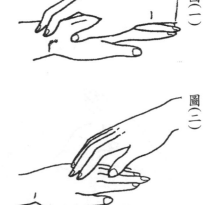

圖(一)

手動腦動，是應具備的常識，常活動指尖、手心或按摩手背，都是預防老化的方法。自己做時用一隻手爲另一隻按摩，左右手互相按摩，每一部位做十二次。替人按摩時，以手順勢握緊對方的一隻手，幫忙抓緊，兩手均做。

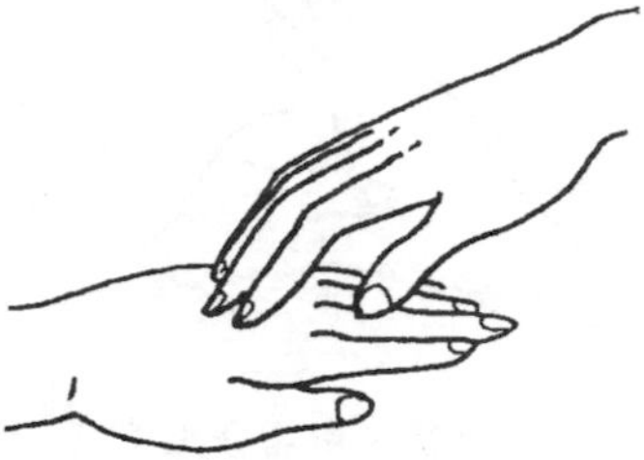

圖(二)

1.
由手腕關節前，量三指距離處開始按摩手背到指尖。

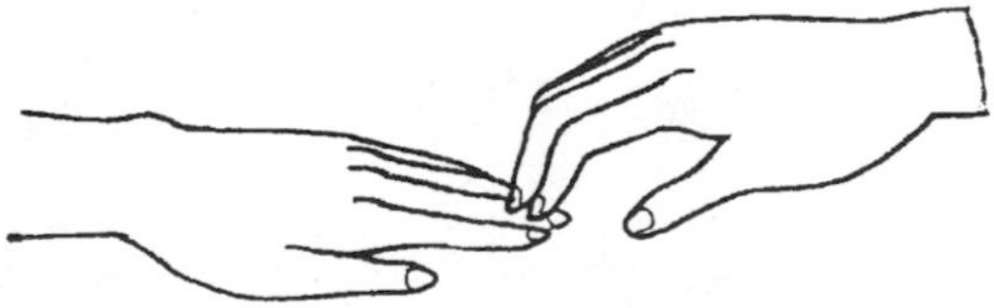

圖(三)

2.
到指尖時應稍稍用力壓，以刺激到末稍神經。

3.
從腕關節上量三指距離處，用一隻手的指尖腹，由另一隻手小指的側邊緣，開始由上而下按摩。

4.
從腕關節上量三指距離處，用一隻手的指尖腹，由另一隻手拇指側邊緣，開始由上而下按摩。

替人按摩時，以手順勢握緊對方的一隻手，幫忙抓緊，兩手均做。

手指與腳指的指壓

具刺激手、足之末梢神經，以達恢復疲勞與消除脹氣的效果。

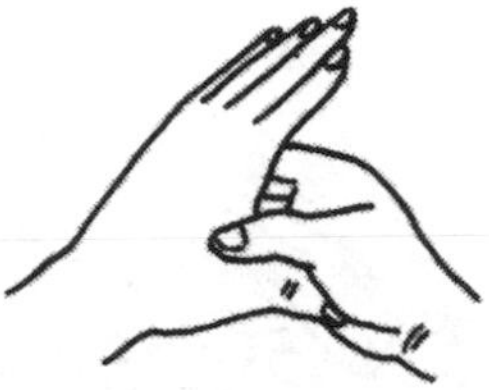

以拇指與食指、中指分上下
在指間指壓。

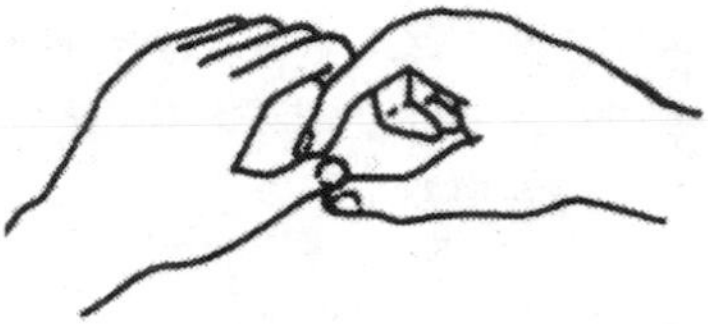

以拇指與食指自左右抓壓另隻
手各指並反複操作。

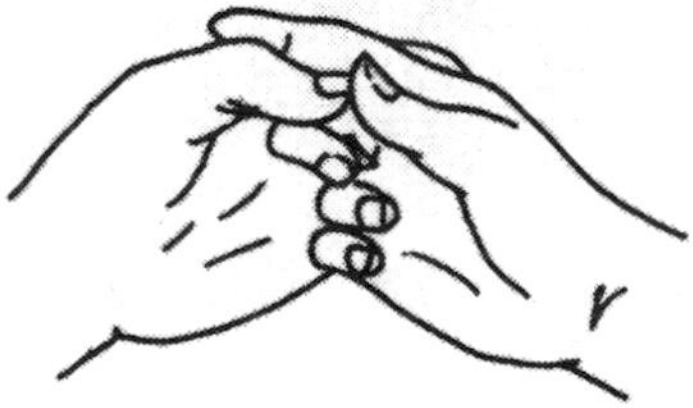

以中指與食指支撐指壓的手指
（如圖指壓左手拇指）以拇指
指壓前端部分，其他各指亦同。

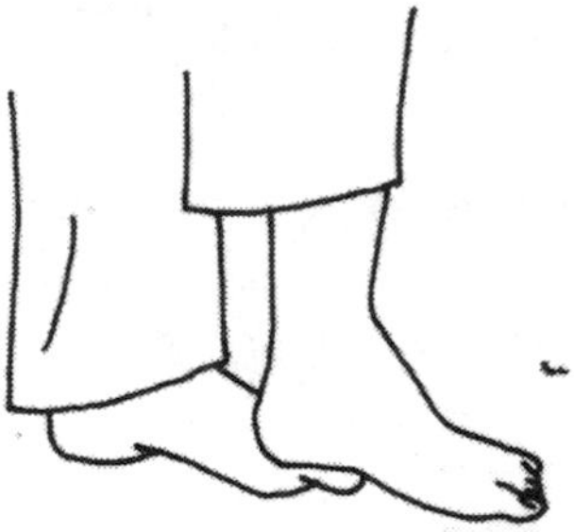

以腳跟互踩踏另隻腳趾尖指壓。

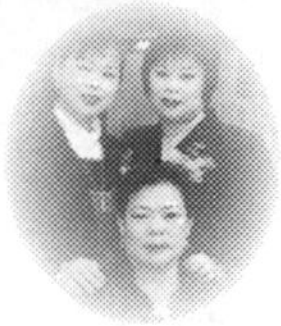

今天疲勞今天消除

莊淑旂博士常說的一句話：「今天疲勞，今天消除。」如果今天的疲勞今天不消除，就會累積疲勞，造成身體的負擔，更容易形成體內器官長瘤致癌。爲了擁有一個健康的身體，每天快樂過生活，希望大家響應並且身體力行，不將疲勞留至明天。

倘若您有飲酒、熬夜、吃宵夜的習慣，建議有計畫地戒除，否則失去的是寶貴的健康，得不償失。

莊博士也強調人體與生俱來即有自然的治癒能力，所以一日三餐攝取適合個人體型與症狀的餐食，生活作息正常，以及適當的運動，疲勞將會遠離而去。

童子軍守則之一是「今日事，今日畢。」我們呼籲在自我健康管理上也要做到「今日疲勞，今日消除。」這一項守則，將一天累積的疲倦及壓力，藉由適當的按摩……等，讓自己的健康保持良好的狀態，應是一項值得做的事，有了健康，才有財富、快樂，爲了您及您的親朋好友，請推廣這一個觀念。

一、適當的運動大有益處

莊博士行醫數十年來，致力於食物和運動健康的研究，她看到日本、臺灣富裕的社會而導致的生活壞習慣，十分痛心。

她也是從臺灣勤勞創造財富時代一路走下來的，深知過去臺灣因爲生活環境惡劣，每個人需要付出相當的勞力才能換取維生的食物，往往疲於奔命忽略了自己的健康，日積月累，積勞成疾。到了七〇、八〇年代，臺灣社會富

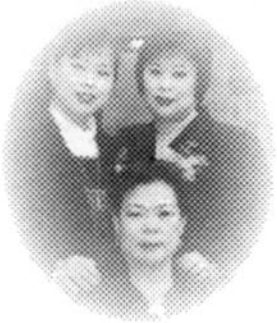

裕了，人們卻因爲生活太過優逸而生了富貴病，實在令她搖頭嘆氣。

爲了提升大家的健康品質，她經過觀察、診治的經驗，建議大家應多運動，視每個人的時間、體型、病症而安排，例如晨間散步、防癌宇宙操……，勤作簡單的小運動，注意生活細節，相信練就一身強健的體魄，自然百病不侵。

莊博士曾告訴她的病患：「其實我的抗病和抗癌等健康管理法，說穿了眞是最簡單不過了，都是人們自己可以注意，而且很容易做到的，其目的只是使人的身心調和，讓全身的器官不老化、精神不低落，身心隨時都在喜樂中，自然就無病可生了！」

莊博士以她長久的中國傳統醫學的基礎，結合西方醫學的理論、獨創出一套自我健康管理與診斷方法。她注重

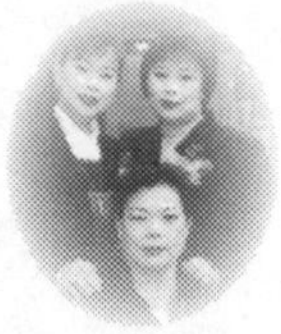

的是「預防勝於治療」，更重要的是預防致癌，如果不幸致癌，她的健康法也可以有效控制病情和減輕病痛，甚或「與癌共存」！

爲了大力推廣自我健康管理，莊博士在民國七十七年返臺定居，並成立青峰社會福利基金會，向大家介紹她的健康管理法與健康運動，在現今忙碌的工商時代，人人更加需要一套簡易便利的健康運動，每天做每天增加一份健康，讓健康永遠看得見。

二、致病再治病

嚴格說來，任何人都應該爲自己的健康負責，換句話說，就是別讓自己生病，舉一般常例而言，有時上班忙於工作，學生熬夜苦讀、好吃不動，稍一疏忽，衣服穿少了，飯忘記吃了，懶得運動了，於是患了感冒，得了腸胃炎、體重過胖會喘氣……，然後再花錢去治療，莊博士形容這些現象是，大家拼命去「致病」，然後再忙著去「治病」，這種花錢花時間，吃力不討好的事情卻是層出不窮。

事實上，一些現代人的毛病是很容易解決的，只需做一做如拉拉耳朵、抓抓背等小運動，就可以把上班、上學、做家事的疲倦一掃而空。但是不要錯誤認知以爲忙碌了一天，只需回家沖個澡，然後上床睡個大頭覺就可消除疲勞。睡眠雖然是恢復體力的一種方法，可是並非可以完全消除疲倦，所以有時候我們一覺醒來，卻是一身腰痠背痛，就是這個緣故。

莊博士在日本曾經做過一項調查，她對罹患癌症又動過三次手術的患者做問卷調查，裡面調查的項目包括體型、症狀、性別、飲食及日常生活等，在三萬多名病患的

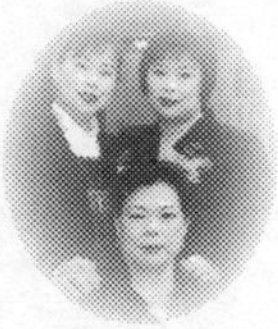

回函中，發現癌症的病患大半是長期偏食，不良的生活習慣，沒有徹底消除當天的疲勞，於是導致身體的某一部份出現致癌的事實，實在令人惋惜。在每一次公開場合裡，莊博士都大聲呼籲「今天疲勞，今天消除」，每個人要看重自己的健康，在推廣她獨創的「中國式健康管理方法」時，她苦口婆心地言道，大家應當知道，人活在世間，要充分享受大自然所賜予我們的恩惠，當太陽升起時，我們應該起床，活動筋骨，讓身心活潑起來；太陽下山後，我們應該休息，讓一天的疲倦徹底消除。

三、切勿吃飽就睡

一個不良的生活習慣，會使人容貌憔悴，二個、三個……更會使人加速蒼老，而且會招致疾病。

肩胛骨按摩

一手平舉略高於肩，並略後伸，頭盡量向指間看，另一手繞向後背，上半身略後仰，由肩胛骨內側按摩而下，左右各8次以上。

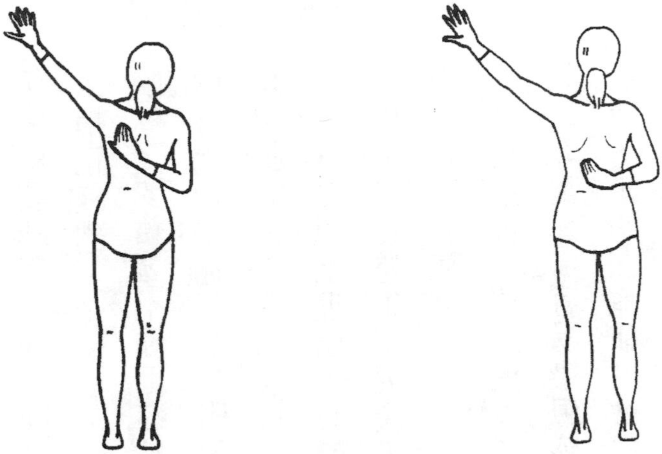

背部按摩

以雙手指尖，由上順頸部，脊椎骨至尾骨部，按摩而下，左右各8次以上。

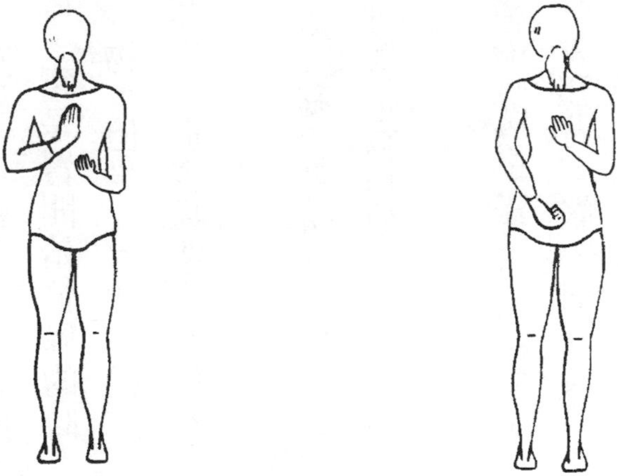

前面曾經談到，平常大家都有一個錯誤的想法，吃完午飯就要睡覺，而且睡眠時間多半在三十分鐘以上。莊博士指正我們，當每個人吃飽飯後，正是胃開始忙碌的時候，它要藉著不停地蠕動來消化食物，但是大家往往在這個時候跑去睡午覺，阻礙了胃的運作，很容易造成消化不良與脹氣……等的疾病。

基於以上理由，我們特別呼籲大家切忌勿吃飽就睡，因爲這實在是犯了健康大忌，至少要讓食物消化二、三個小時才能入眠。

在這裡，特別爲大家介紹二種消除當天疲勞的按摩，效果非常好。容易染患感冒，肩胛骨和背有嚴重僵硬與疼痛者，不妨在睡前做做肩胛骨、背部、腋下按摩，請參見下列按摩圖。

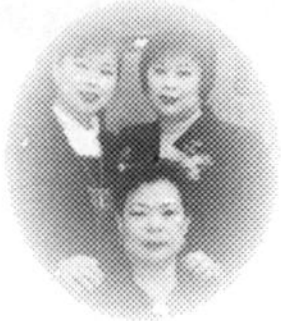

1. 肩胛骨按摩

一隻手側舉，略高於肩膀，手心向後，並略後伸，眼盡量向指尖看，另一隻手繞向後背上舉，手心朝後，上半身略後仰，以指尖用力按壓肩胛骨內側，並沿著骨骼指壓、搓揉按摩而下，左右各做八次。

2. 背部按摩

與1、相同姿勢，由上順頸部，脊椎骨至尾骨部按摩而下，以左右手各做八次。

3. 腋下按摩

雙腳並攏，收小腹，上半身略向後仰，大拇指在後半身，四指伸直在前半身，虎口要用力，揉壓幾下，再出腋下按摩到腰部，左右各做八次。

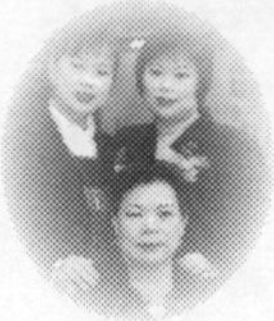

體型別的飲食與生活

身體的形狀，除了讓人欣賞體態之優雅與否外，還是表示是否健康的最佳參考。

一樣米吃出百種人，每個人的體型與健康相同，都是要由自己負責，由於每個人的生活作息、運動次數、飲食方式各異，自然產生了不同的結果，依照莊博士的標準，人的體型可分爲正常體型、駝背體型、上腹（胃腰）突出型、下腹突出型四種。

具有正常體型的人無論在體態及健康上都不需要去煩惱，反而不正常體型的人要改善體型，非得注意生活和飲食方式不可，當然，這不是一蹴可及，需要長時間的改善才有效果，其中毅力是非常重要的。

坊間各大減肥中心林立，有些誇大其辭給予消費者過滿的盼望，違背了職業道德，希望有心改善體型的朋友，一定要認清自己的體型是屬於哪一種，才能做有效的調整，而飲食習慣的改良是最節省、便利的方式。

一、體型的自我診斷

在自我健康管理法中，體型的自我診斷十分重要，各人的體型因各人的飲食習慣而有所不同，在中國傳統食補觀念中，食物各有一利一害，每一種食物因爲吃的人健康狀況不同而產生不一樣的效果，有的人吃出健康，有的人卻吃出毛病。

譬如說，爲了消除疲勞，胖子適合吃檸檬加醋等食物，可是瘦子就不適合了，反而要吃多脂肪、甜的食物來補充。由此可見，不同的人有不同的方法，萬萬不可以一

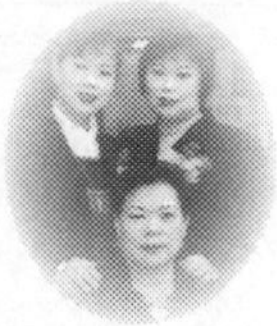

套放諸四海皆統一的做法去實行。一旦判斷出自己的體型，能瞭解自己目前健康的情況，預知未來可能會罹患的疾病，事先改良飲食的習慣，相信體型是可以改善的。

二、四種不同的體型

莊博士認爲，體型不僅與性格相關，就連氣體滯留體內的部位、易患的疾病、性生活、食物的偏好，菜單都和體型息息相關。其中，尤其是體內的脹氣，一旦滯留在胃、腸內，會壓迫周圍的神經和血，如果體內沒有脹氣，或者以飲食、按摩、體操、生活習慣等方式排除脹氣，則必能預防疾病，保持健康。

所以，莊博士按照體內脹氣容易滯留的部位和腹部突出的情形，將體型分類，現分別敘述如下，提供參考：

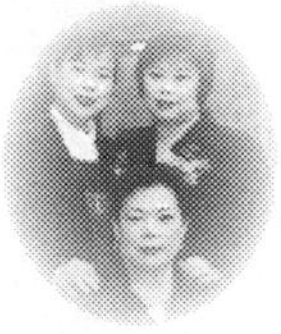

1. 駝背型

請將你的身體貼靠牆壁，腳跟和臀部、背部都要緊緊貼著牆壁，如果肩膀無法靠牆，就是駝背型。這種體型的人，肩胛骨較容易長肉，而胸部的肌肉卻很少，肩和背易有凝重的感覺，常有睡眠不夠的現象。

駝背者因爲肺的下部受到擠壓，只能以肺的上部呼吸，因此肺活量很小。如果稍受到刺激，就會打亂呼吸的平衡，對外界刺激的抵抗力很弱，不僅容易感冒，眼睛也很容易疲勞。此外，便祕、下痢、肺癌等病罹患的機率相當高。如果是女性的話，生理期間較易罹患感冒。

2. 上腹部突出型

上腹部突出型的人肌肉厚，從胸部到胃部開始突出，常被誤認爲體型很雄壯，實際是外強中乾型。這種體型的人胃部容易積存脹氣而突出，經常打嗝，晚上就寢前會有不吃宵夜就無法入眠的習慣，所以常造成胃擴張，吃得太飽，營養太多，運動不夠是此體型者容易感冒的主因。

而胃部容易積存脹氣，所以肺部時常被由下往上壓，呼吸運動相當不順暢，使得在感冒時會出現肩膀痛、頭痛等症狀。

3.下腹部突出型

下腹部突出型的人肌肉少，肚臍以下的下腹突出，整個內臟往下垂，肚腹完全鬆弛。因爲平日喝太多水份，嗜食湯泡飯等類食物，又加上營養不夠而形成這種體型。

下腹部突出者極易積存脹氣在下腹內，要多留意手腳等身體末梢部位的冰冷。常罹患的疾病有胃下垂、胃癌等消化系統的疾病。如果是女性的話，易患子宮癌、乳癌、

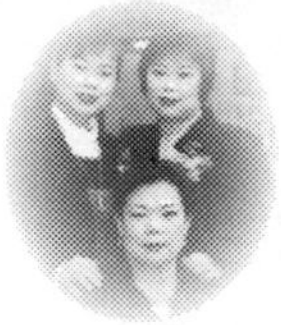

乳腺腫、子宮筋腫等婦科的疾病。

4.標準型

標準型係指沒有以上三種體型的缺點，亦即體內不積存脹氣且體重合乎標準的體型。我們大家追求的就是這種體型，只要繼續維持下去，健康常伴隨您左右。

三、改善體型的飲食方法

正常體型的人，維持平日的生活與飲食習慣即可，現在針對其他三種體型的人提供一些改善體型的食物：

1.駝背型

駝背體型的人，平常是個神經質的人，容易受驚嚇窮

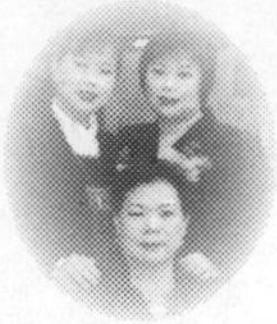

緊張，也很容易疲憊。此類型的人應盡量不吃辣的食物，以免神經更加不安定，身心不協調。

由於駝背體型的人有偏食的不良飲食習慣，所以建議您改吃單味飲食，特別是甜、酸、鹹三種味道不要混在一起吃，免得使自己的神經產生混淆的感受。我們知道人的情緒一受干擾，食慾、消化力都會下降，而神經質的人最怕處於不穩定的狀況，倘若消化減低，吸收營養的力量自然也削減，造成體內積存過多的脹氣，如果故意漠視這個問題，體型當然沒有辦法獲得改善。

駝背型的人應排除萬難，盡全力去修飾自己的體姿，以便能改良爲正常的體型。反之，會引發各種疾病，特別是呼吸器官系統的前癌症狀。既然此類型的人易神經不穩定，所以在飲食方面不吃刺激性、興奮性的食物，盡量拒絕干擾神經平衡的飲食方法。

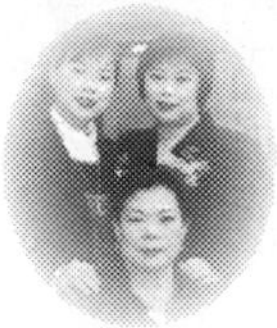

【可吃食物】 毛豆、碗豆、碗豆夾、敏豆、干貝、菠菜、生菜沙拉、綠菜花、貝類、海藻類、綠色蔬菜、鮑魚、蚵、蛤蜊、雞肫、牛豬舌、尾、心、甘藍菜、芽甘藍、蓮藕、蘿蔔、茼蒿、慈菇、植物性油（大豆油、玉米油）及葡萄、楊桃等盛產期水果。

【忌吃食物】 火腿、香腸、臘肉、豬肝、芥茉、辣椒、青椒、胡椒、薑、辣油、山韭菜、蔥類，大蒜、咖啡、糖、煎餅、小甜點、烤焦的麵包、烤魚、烤肉、馬鈴薯片、鍋巴、燒餅等。

其他的菜色，如以糖、醬油和在一起的煮食，醬油熬煮加糖又如鹽、火鍋等的東西切記要忌口，更不可以將冷熱的東西混著吃，食物上可淋些白蘭地或威士忌作調味。

2.上腹部突出型

上腹部突出的人，往往是因爲吃東西吃得太多、太快，造成體重過重所致。此類型的人在早、午、晚三餐份量分配上，建議改爲早三、午二、晚一的飲食法絕勿食宵夜，而且需要吃一些較涼性、酸性的食物可加醋或檸檬等，並使用葵花油、玉米油來刺激新陳代謝。相反地，甜食、油炸食物、刺激性食物、烤的炒的食物都應該避免去吃。

上腹部突出的人，時常有疲勞的感覺，如果想解決這個困擾，以及上腹突出的缺點，希望在晚餐的份量盡量少一點，如果能夠不吃是最好的了。

【可吃食物】 生魚片、生蘿蔔、瘦肉、牛舌、雞肫、果汁、生拌沙拉、麵、海藻類、筍、蒟蒻、牛蒡、白菜、大芥菜、南瓜、青色番茄、豆腐等及鳳梨、西瓜、檸檬等

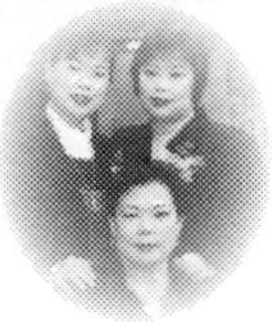

水果。

【忌吃食物】 香腸、火腿、燻肉、烤土司、烤魚、烤肉、糖、餅乾、油炸物、牛油、多脂肪的肉炒的菜、芥菜、薑、辣椒、胡椒、咖啡、蔥、大蒜、咖哩、芥茉、鍋巴、煎餅、炒的菜色、炒的豆類等。

3.下腹部突出型

此種體型的人避免吃寒性與酸性食物，這些不但造成內臟下垂，而且也會壓迫到鼠蹊腺，造成下肢神經痛，甚至舉步難行。作菜時可用胡麻油，或以葡萄酒調味，並要少量多餐，水分限一百CC一次量，飯前須休息十至二十分，且平時忌拿六斤以上重物，並須綁腹帶，才會吸收營養，且不會腰酸。並可吃刺激性的東西、脂肪多的魚、肉類和甜食。

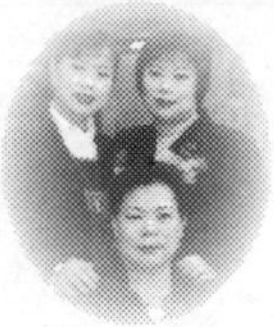

【可吃食物】 臘味、香腸、火腿、青魚、雞皮、帶皮的肉、牛尾、雞翅、豬腰、牛油、豬油、大蒜、山韭菜、薑、辣椒、芥茉、蔥、咖哩、胡蘿蔔、肝臟、肫等。少量烤的食物、餅乾、糕點在飯後吃，木瓜、桃子、荔枝等水果亦好。

【忌吃食物】 醋、檸檬、鹹梅、草莓、柑橘、沙拉醬、青番茄、番茄醬、酸乳酪、生蔬菜、生水、生雞蛋、生魚片、紅花油、茶拌飯及麵、海藻類、竹筍、蒟蒻、牛蒡、白菜、醃白菜、酸菜、南瓜、大芥菜、豆腐等。

四、改善體型的飲食觀念

改善體型的飲食法，我們做了很多建議，在觀念上，莊博士主張「這樣吃最健康」。

1.三餐的質量要相當

莊博士向來支持中國人的養生之道：「早餐吃好，中餐吃飽，晚餐吃少，不吃更好。」這種養生之道和人體各器官的運作，確實有不可分的關係，因此她提出「早三、午二、晚一」三餐份量的分配觀念，早餐應該質量要好且多，中餐要重質但量要少一點，晚餐最好吃素，量也要少一點，不吃更好，換句話說，如果晚餐的量是「一」，中餐是「二」，早餐就是「三」了。

早餐的菜單，可以吃肉、或用肉汁煮的蔬菜、豆腐、雞蛋等，營養均衡；中餐的菜單，可以吃魚爲主或少許肉及蔬果；晚餐的菜單，要以清淡的蒸粥、蔬果爲主，佐以少量的魚肉，絕不可以吃大量的肉。

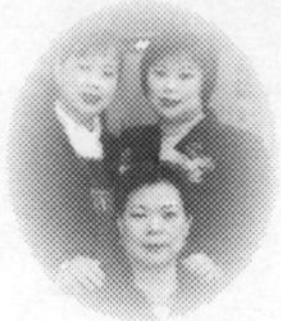

瘦弱型的人，建議您吃動物性脂肪，但不宜吃酸性食物；肥胖型的人，就寢前應空腹，不宜吃動物性脂肪，及有刺激性的食物，料理食物時，可加少許的醋、檸檬。

2.偏食怎麼辦？

有偏食習慣的人，可參考本書後面的「潤餅捲」料理，建議您盡量嘗試各種食物。三餐的菜單，量少但樣式要多，在嘗試的過程中，不要心急，逐漸調整，如果厭惡吃的食物，一次只吃一些，種類盡量多一點，如此進行下去，慢慢地就可以戒除偏食的壞習慣，而且又可改善不好的體型。

時時維持均衡的飲食，肉類、菜類、水果都吃一些，對身體的補充大有益處，只是肉類宜在早、午餐吃，晚餐吃些蒸粥、蔬果即可。

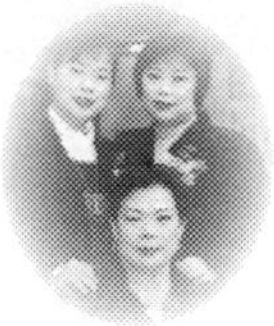

3. 如何咀嚼？

一般人吃東西只記得如何分配份量，該吃什麼，不該吃什麼，可是往往就忽略了咀嚼的重要性。

咀嚼，是「吃」的方法。咀嚼的方法不對，也是影響健康的因素之一。用餐的時候，老人家常常勸戒我們不要說話，其實這很合乎健康之道，因爲一說話，空氣跑進腹內，影響消化又造成脹氣。莊博士提出的正確咀嚼法是這樣的：

(1)吃東西時，緊閉雙唇，人中（鼻下的凹線）要伸直。

(2)食物進入口內，先用左邊的臼齒，上下用力的咀嚼，再用右邊的臼齒，上下用力的咀嚼，最後再用上下門牙咀嚼，每一口都充分咀嚼以後，再吞食下去。

以正確的咀嚼方法吃東西，讓食物和唾液充分混合，除了增加胃液、膽汁的分泌外，還可協助消化。尤其是高

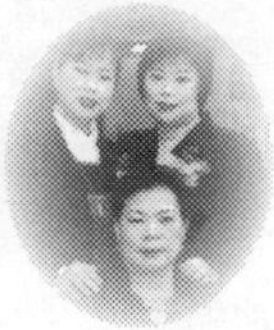

齡者，更要鼓勵他吃東西時，盡量用「咬」的方法，用力咀嚼時，可以刺激唾液的分泌，而且牙齒咬東西後發出的聲音，可以吸引耳朵去聽，耳朵會聽，頭腦就會動，也就不會退化。通常可以咬硬食物的高齡者，身體都是比較硬朗的。

正確的咀嚼法，不僅可以吃出健康，也可預防皮膚老化，使皮膚具彈性又有光澤，愛美的女性讀者不妨時時「咬」東西吃。莊博士說：「吃東西的時候，最重要的地方是盡量慢慢地咀嚼，記得緊閉嘴唇，將人中伸直，勤動左右兩邊的臼齒，要活動到耳根下面，讓上下顎部有充分的運動才是正確的咀嚼法。如此不僅使臉部表情生動，而且能分泌唾液幫助消化，產生脾臟活性化的功能，脾臟是管血液及支配頭部、四肢的重要器官。皺紋多或是容易有皺紋的人，用這樣的咀嚼法最恰當不過了。」

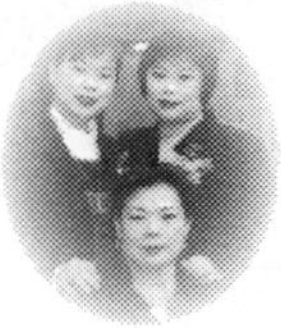

4.什麼是原味與單味食物？

前面曾提到什麼時候應吃單味的食物，但原味與單味的食物要如何分別呢？

簡單而言，吃原味的食物就是吃食物原來的味道，不加添任何調味料，沙拉、蕃茄醬等，而吃單味的食物就是吃單一味道的食物，舉例來說，就是吃甜的時候只吃甜，吃鹹的時候只吃鹹的，兩種以上的味道不可混合吃。

駝背體型的人一定要吃單味食物，因爲這類型的人神經容易不安定，一旦各種口味的食物混著吃，會促成神經發生混亂的情形。

莊博士常強調取之自然，用之自然，大自然賦予我們各種食物的來源，每一種食物都有它獨特的味道，吃食物的「原味」有助於健康。但是中國人在烹飪料理上，講究「色香味」俱全，時常在烹飪時，加添了不少的調味料，

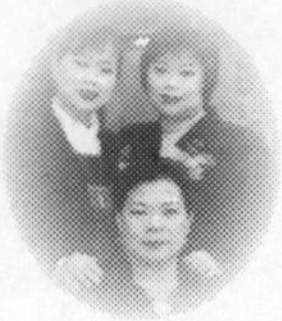

反而把原味給蓋住了，所以莊博士建議大家盡量少用調味料。

臺灣因氣喘病過世的人很多，而氣喘病的主要原因之一，是「糖醋」造成的，對神經衰弱的人來說，「糖醋」就是他的「隱形殺手」。中國菜的做法，最常見的就是「紅燒」和「糖醋」，這兩種烹飪做法，就是糖加醬油、糖加醬油和醋，這樣將調味料混合食物，卻是犯了健康的大忌。

胃在運作的時候，對單一口味最容易吸收，也不會造成吸收神經的混淆，無論甜加酸、鹹加酸都是干擾神經，造成錯誤的吸收，十分容易促使神經性疾病的發生。

5.可以冷熱混吃嗎？

在日常生活裡，由於忙碌的腳步常常讓我們有冷熱混

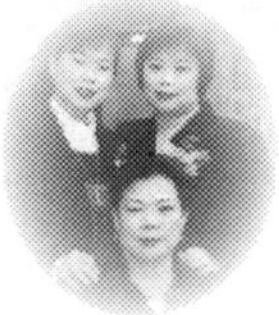

吃的機會，如果不去注意這種習慣，很可能會釀成大病，自己卻毫無所知。

冷熱混吃對人體是一種殘害的吃法，會影響橫隔膜的運作，干擾了胃神經，降低了消化能力，於是產生容易疲勞的症狀，更會種下神經性疾病的病因。

莊博士認爲喝飲料的時候，冷的就是冷的，熱的就是熱的。千萬不可在熱開水中加入冰塊，要有耐性等或設法攪拌使熱水冷卻下來。喝冰飲料也是如此，如果不想喝太冰，也不可加熱開水進去，也要有耐心地等待。

尤其有嬰兒的家庭在沖泡牛奶時，不可因爲嬰兒等不及哭鬧起來，而臨時將已沖泡好的熱牛奶又加些冰水，讓牛奶溫一點，好餵嬰兒喝，這是一個很不好的習慣。

此外，有些人在喝熱咖啡的時候，常從冰箱裡拿出冰奶精，和咖啡摻雜在一起，這也是冷熱混合的一個例子，

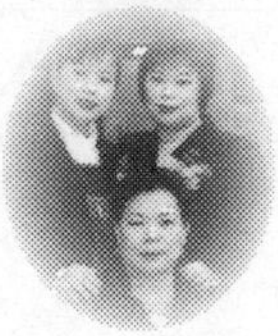

對身體非常不好又如吃熱辣咖哩飯時喝冰水更是糟糕。

還有些地方是我們常忽略的，一些食物和調味料本身屬性有冷有熱，也不可混著吃，如太白粉屬涼性，胡椒、辣椒、薑屬熱性，炒菜時如果加薑又加太白粉，就會擾亂神經了。

常見之症狀與對策（基本保健法）

通常說的便祕是指糞便無法排出，不論糞便過硬或過軟，只要是沒有辦法排出，都算便祕。人之所以會便祕，在於事務繁忙沒有時間上廁所，或精神上承受太大的壓力，或飲食上缺乏攝取纖維質的食物及很少喝水，或刻意壓抑便意。便祕是令人相當苦惱的事，對人體的健康非常有影響，因此莊博士針對這樣的人在排便方法及飲食方法上都提出建設性的指導。

一、「便祕」消除的方法

1. 輕鬆的排便法

莊博士經過多年教導便祕者的經驗，在此傳授一種輕鬆又愉快的排便方法，請參見圖示。

排便器分中式及西式兩種，以西式較爲理想，如果爲蹲式就需要使用簡單的裝設型排便器。

(1)進入洗手間，雙腳全部著地，伸直背脊，緊縮下腹並坐在馬桶上。

(2)兩隻手要伸直，握拳時拇指在內並放在大腿上。

(3)閉上雙眼並緊閉雙唇，咬緊牙根，雙腳掌貼地，雙腿及腹部出力，這樣才能刺激腸管引起便意，但是這時肛門必須緊閉，並集中意志將糞便由大腸排擠到肛門。

(4)一旦便意有了，且糞便全排至肛門處時，肛門才開啓且自然排出糞便，最後需要洗淨肛門，如果不是洗淨式浴廁，則使用較柔細的衛生紙擦拭肛門，直到穢物全擦乾淨爲止。切記不可用力過猛，否則會擦破皮膚造成痔瘡。

(5)每次平均排便如香蕉般的兩條最爲理想，而且每天

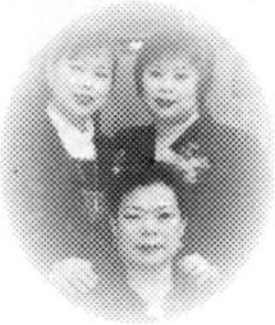

正確的排便方法

防治痔瘡與便秘。

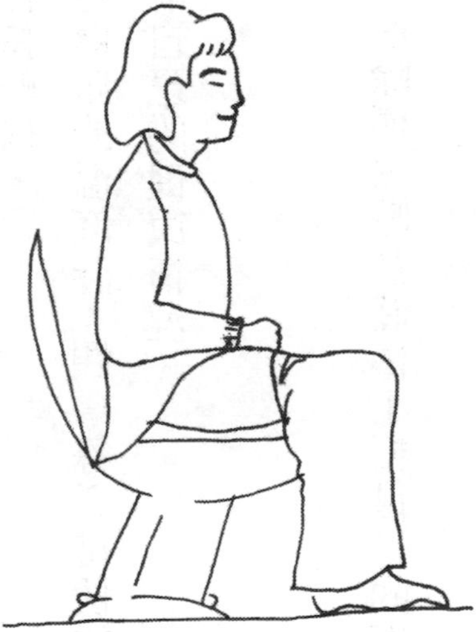

- 伸直脊椎。
- 雙手握拳置於大腿上。
- 以腳底抓地並出力。
- 腸胃蠕動而糞便全移至肛門口時再打開肛門。
- 閉目專心排便不看報、抽煙、喝咖啡、打電話……。

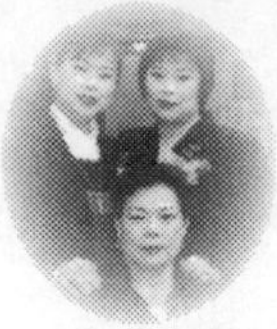

要持之以恆，心情需保持輕鬆。

莊博士強調排便是健康的溫度計，觀察每天排便的顏色及形狀，有助於瞭解自己的健康情況。

2.消除便祕的飲食

在飲食方面，如何消除便祕呢？莊博士提供她的獨到秘方：

(1)白芝麻，每一公斤體重使用零點五公克白芝麻，放在鍋內炒香即可。每天一大早空腹的時候，咬碎白芝麻再吞食，然後喝一杯加蜂蜜的冷牛奶約一百西西。

(2)「仙杜康」（依據莊博士精心配方加以改良的食用品，廣和公司代理），每一次兩包，將「仙杜康」倒入碗裡，緩緩加入蜂蜜，以每一公斤體重放零點五公克的量，邊倒邊攪拌，攪拌均勻後即可食用。

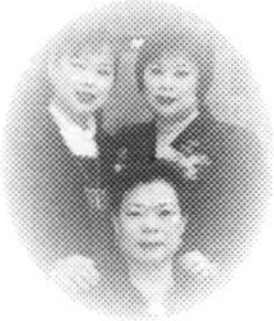

(3)冷鮮奶：冷鮮奶需要微冰或冷，不可用微溫和熱的，以大約一百西西的量倒入剛吃完盛有「仙杜康」加蜂蜜的空碗裡，順便洗淨碗中殘留的東西並一起和著喝。

以上推薦的秘方，必須每天早餐前連續食用，而且至少進行兩週。同時需要與「輕鬆排便法」互相搭配，效果更佳。這種秘方能使腸內充滿脹氣的人有效改良，順利排出健康的糞便。

二、「肥胖」體型當務之急——「腹內大掃除」

莊博士提出的「腹內大掃除」，不僅可改善便祕、脹氣，還可以解決打嗝、放屁的毛病。腹內大掃除就是一種將胃、腸內所有的廢物一掃而光的方法。它的功用是可協助將體內的老廢物及老廢氣排出，以便能恢復正常體型，

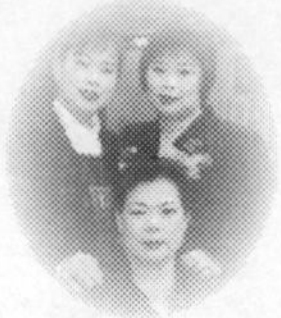

更可以改善便秘、脹氣、打嗝等症狀；但是使用此法不適用於下腹部突出者、孕婦、生理期婦女、打算在一個月內懷孕者、患有低血壓、貧血、十二指腸潰瘍者。

實行腹內大掃除的時間建議選用星期假日的時間，因爲實行大掃除當天，會因爲大腸的蠕動把腸內的老廢物排出，而造成屁聲很大或排便次數很多，所以選在星期假日實行比較不會尷尬不方便：

(1)將白蘿蔔連皮洗淨，以果菜機榨成白蘿蔔汁，每一公斤體重需要四十西西的量備用。

(2)將牛蒡仔細刷淨後切成薄片，每一公斤體重需要二十公克的量備用。

(3)將白蘿蔔汁、牛蒡薄片及鹽漬梅（每十公斤體重需要一個的量）放入深底鍋內，以大火煮沸後，改以小火烹煮兩小時，這時記得要加蓋。

(4)以過濾網將煮好的蘿蔔牛蒡汁及牛蒡渣分開。

(5)將過濾出來的蘿蔔牛蒡汁再以大火（不要加蓋）濃縮到一定體積（每一公斤體重一天的濃縮湯汁分量爲十五至十八西西）後趁熱倒入熱水瓶中保溫。

(6)待牛蒡渣涼後，將之分成六等份，裝入塑膠袋裡，放入冰箱冷凍庫中保存待用。

(7)每實行一次腹內大掃除，需要連續食用七天，第一天只能喝濃縮湯汁，下午三時後吃仙杜康（每日4－6包），不可再吃其他食物，實行的第一天必須斷食，上午起床空腹即開始喝前一天已煮好裝在保溫瓶中的濃縮湯汁，必須分幾次但每次份量可以不一樣，在當天下午三時以前喝完即可。等湯汁全部喝完後，開始吃用捲葉萵苣或新鮮A菜（每一公斤體重需用五公克的量）包著仙杜康。

(8)第二天以後，連續六天的早餐前要吃牛蒡渣和仙杜

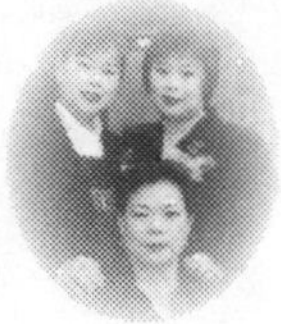

康（每日4—6包）。在服用牛蒡渣的前一個晚上取出一袋，放在冰箱冷藏庫解凍。在早餐前將之蒸約二十分鐘，於飯前以正確的咀嚼法慢慢吃完後，接著吃仙杜康，最後再吃早餐。亦可先吃一點飯菜再吃牛蒡、仙杜康較不會反胃。

三、瘦弱體型的救星

下腹部突出的人，由於內臟下垂，容易壓到膀胱，造成常想小便，又尿不出來的情形。如果是女性的朋友，腹部大而突出，時常被誤會是懷孕幾個月，不僅弄得臉紅耳赤，也很尷尬。而且內臟下垂除了腹內充滿脹氣外，身材也跟著變形，甚至導致各種症狀。

在這裡，我們建議使用腹帶將內臟提回原位，並保溫腹部來改善體型與症狀。

使用的腹帶爲白紗布，長度約爲個人腹圍十二圈半，寬度約十四至十五公分，捲成圓筒狀。使用方法如下：

(1)仰臥、平躺、把雙膝豎起，腳底平放床上。膝蓋以上的大腿部份盡量與腹部垂直。臀部微抬起，將下腹部往肚臍的方向推，由「恥骨」處開始纏起。

(2)兩隻手放在下腹部，手心向前，用兩手邊從恥骨處一前一後往上按摩。

(3)一開始，要盡量綁緊，再漸漸放鬆，頭七圈重疊纏繞，每繞一圈半要斜摺一次（斜摺的部位爲臀部），紮實的綁緊，後五圈則稍放鬆些，每圈約相距兩公分，往上寬幅度的繞到橫隔膜的地方後，再以安全別針固定好。

(4)腹部捆綁、拆卸的時間：

腹帶的綁法

所使用的腹帶爲白紗帶，長約 1000 公分，寬約 15 公分。

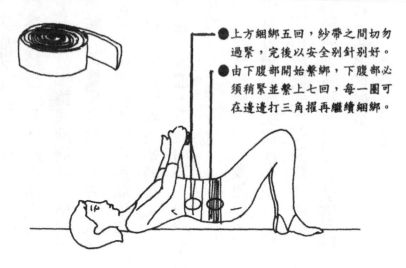

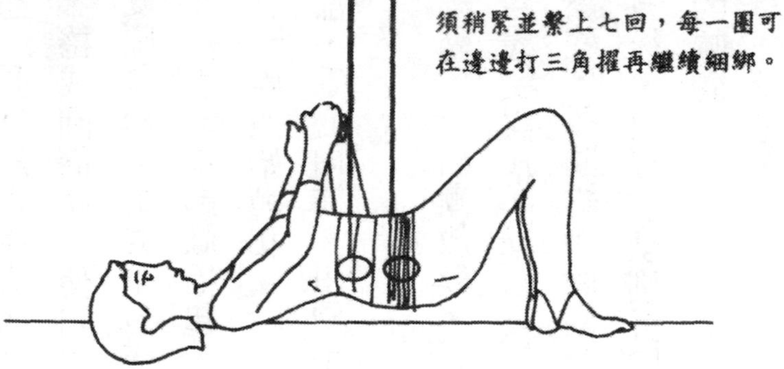

●上方細綁五回，紗帶之間切勿過緊，完後以安全別針別好。
●由下腹部開始繫綁，下腹部必須稍緊並繫上七回，每一圈可在邊邊打三角摺再繼續細綁。

①早晨起床、梳洗、方便完後，即捆上腹帶。

②午、晚餐前先將腹帶拆卸再重新綁緊。

③洗澡前將腹帶拆卸，洗澡後再將腹帶綁緊。

④入眠前將腹帶拆下備用。

(5)注意：

①卸腹帶時，邊鬆邊將布捲起，以備用。

②夏天易出汗，可墊乾毛巾，汗濕時換下，以兩條腹帶交換使用較合乎衛生。孕婦、產婦均可使用。

四、女性「生理期」的生活

1. 掌握生理期

只要是女性，當身體成熟後，每個月就要經歷一次生理期，這期間大部份的女性多少會產生一些不適，身爲女

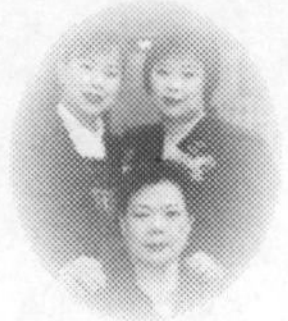

性必須勇敢去面對。不過，上天對如此的安排卻有祂善意的一面，女性在一生當中，有三次改善健康的最佳機會，一次是初潮時，一次是產後時，一次是更年期時，此外還有無數次的小機會，即是每個月一次的生理期，如果善加利用，抓對時機，好好調養，女性就能擁有健康的身體。

(1)初潮

人的身體可分先天和後天兩種，如果先天的體質很好，後天的調養稍差一點兒比較沒有關係，可是如果先天的體質非常不好，就非得依靠後天仔細妥善地調養了。

莊博士常告訴女性的朋友，每個人應該對自己的健康負責，身體的狀況完全掌握在自己的手中，無論先天的健康情況如何，只要大家在後天上好好地保養，還是可以變好的。

女性一生中身心第一次變化期是在初潮的頭一年。倘若從小身體不健康，如患肝病、脹氣、氣喘、慢性腎炎等疾病，父母就應該掌握女兒初潮前的大好時機，適當地給予食補，就可以好好地改良孩子們的健康情況。譬如說，以中間段比較肥胖的蓮藕，加添排骨、干貝熬湯汁給女兒喝，對女兒的身體發育十分有助益。另外血壓偏高，每天上午都賴床的女兒，父母記得要把握住「農曆二月韭菜」的時機，多給她食用韭菜，促進身高及胸圍的發達。

(2)量基礎體溫

女性一定要有自我健康管理的觀念，而量基礎體溫即是女性自我健康管理的醫師。莊博士常說，女性從量基礎體溫，可以瞭解自己的荷爾蒙代謝是否正常？疲倦是否完全消除？胃、腸是否有脹氣？可以準確抓對排卵日子，也

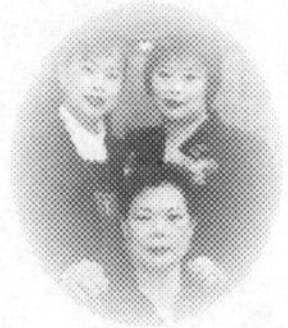

是避孕的好方法。

如何量基礎體溫呢？清晨一覺醒來，身體在棉被窩裡，將體溫計塞在舌頭下方約五分鐘左右後，即可量到基礎體溫。每天持之以恆量基礎體溫，可以瞭解自己的生理期從何時開始，對於出國，外出旅遊或考試時，可以事先有準備。

莊博士曾經指導過一位女性，她每逢生理期前臉上就會現黑斑，莊博士鼓勵她每天確實記錄基礎體溫與出現黑斑的日期。結果發現每到生理期前就會長出黑斑，更進一步了解是荷爾蒙的關係才長出黑斑的。這位女性在仔細的調整下，恢復了荷爾蒙的新陳代謝，而且從此不再長出黑斑了。

量基礎體溫還有一個很大的好處，即是女性任何疾病都可以從基礎體溫的記錄中看出端倪來，因此我們呼籲女性朋友一定要每天按時間量體溫。

(3) 盡量活動筋骨

女性生理期來臨時，身體多少會產生一些變化，例如下腹會脹痛、頭痛、容易疲累、乳腺腫脹、噁心、便祕、下痢、容易焦慮、沒有耐性等，但是只要瞭解這些現象是普遍性的，也就無須去煩惱，莊博士建議你在這個時候盡量去活動筋骨換點與平常不一樣的工作做，例如整理衣服、佩件或文具等較不花力氣的事，適度地改變急躁的情緒，注意周圍的氣氛，如此就能避免工作不力的情形。

2.「好朋友」來臨時應注意事項

只要是女性朋友，多少都會經歷每個月「好朋友」來臨時心裡煩躁的時候，莊博士建議大家不妨事先做好可以轉移注意力的設計，例如桌上擺瓶鮮花或放些輕音樂來聽，都是很好的調節心情動作。

(1)生理痛的原因

有些女性朋友，每逢生理期腹部就會劇痛不已，甚至有人還會痛到暈倒，而且頭痛、噁心、嘔吐跟著來，站也不是，躺也不是，影響正常的作息。

爲什麼會有生理痛呢？女性天生就有奇妙的機能，能夠將體內的老廢物變成血液，經過子宮口排出體外，可是一旦體內有血塊，在出口堵住了，要排出體外卻又無法排出，這個時候就產生了生理痛。由此看來，如果體內沒有血塊，就不會有疼痛的感覺。因此，我們必須防止血塊的產生。

(2)生理期應注意的生活方式

①嚴禁洗頭——生理期間，頭皮浸水，毛髮淋濕，都會使應順暢的循環血液滯止不暢，帶來一些不舒服的感覺，並使子宮收縮，本應代謝的血液因而瘀積在子宮內，造成後遺症。可以用熱酒精以脫脂棉擦拭頭皮，取代洗頭即可，切記。

②不提重物——提拿重物難免會在下腹部出力使五臟六腑往下墜壓迫坐骨紳經等而誘發膀胱炎、腰酸等的機會，所以舉凡移動家具、抱嬰兒、上街購物的機率都要降低。

③不要長時間站立——生理期間盡量不使腰部有多餘的負擔才不會腰酸等，至少每半小時即需略加休息。

④不要疲勞過度——激烈運動和身心或精神上的過度疲勞，都會使荷爾蒙分泌降低或失調，並且妨礙血液

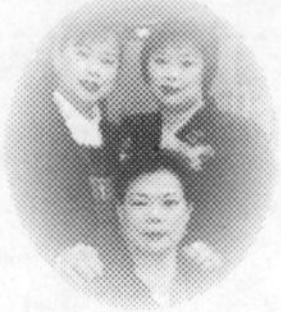

循環，最好的方式是在疲勞產生之前休息，工作要適可而止，量力而爲，以避免體內存放過多的脹氣。

⑤不熬夜，不破壞生活規律。

⑥拒吃冰冷的食物，不使身體著涼——除了保持體溫外，流汗後必須立即更換內衣，進入冷氣房須先擦乾汗，打開冰箱時人站冰箱門後，以免冷氣直吹肚子而受涼。

⑦多吃甜食——吃甜食會產生熱量促進子宮收縮，而且可以消除緊張，無論胖瘦，均需多吃甜食。

⑧將老薑、紅糖加水一起熬煮，當茶水——爲了促進新陳代謝，第一天，第二天並應該配合吃黑麻油、薑、酒炒的豬肝，第三天到第七天吃同樣方法炒的豬腰，這可使體內的脹氣早日排出，而且可以補充體力。

⑨情況如果仍不理想者，建議食用莊博士精心配製加以改良的婦寶（廣和公司研發）來改善，以便解除生理

期帶來的種種不適。

五、「產後」的飲食

前面提及女人一生當中有三次改善健康的好時機，其中之一是產後坐月子時期，因此產後的飲食對女人而言是相當重要的。

莊博士依據她多年行醫的經驗，給予產婦如下的建議：

(1)產婦在分娩後，立即要喝「生化湯」來塡腹，無論是自然生產或剖腹生產，在嬰兒出生後的前七天，產婦每天都要飲用「生化湯」（剖腹產要飲用至十二天）。

(2)產後第一週要吃麻油豬肝（不能摻水，且老薑要爆透而非爆焦），有助於排除污血，恢復子宮機能。

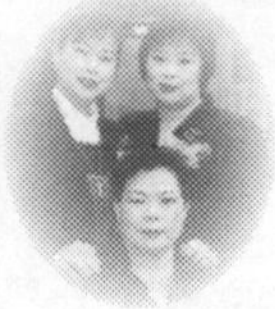

(3)產後第二週要吃麻油腰子，作法與豬肝相同，可使腎臟及腰更健康。

(4)產後第三至四週要吃麻油雞，有助於補充營養、恢復體力。

(5)不可以吃用水煮的稀飯，可以吃糯米飯或麻油炒飯。

(6)不用水，只用米酒水或「廣和坐月子水」。

(7)白菜、豆腐、竹筍、梅干、生菜……等冷、酸性食物，容易使身體冰冷，造成內臟下垂、乳房鬆弛、子宮不易收縮等問題，故不能食用。

(8)嚴禁食用鹽、水、醋、動物性脂肪油等。

(9)不看書報、電視、不流淚，如此才不傷眼睛，可聽音樂，調節身心。

產婦在生產後即要進入坐月子的階段，以便早日恢復

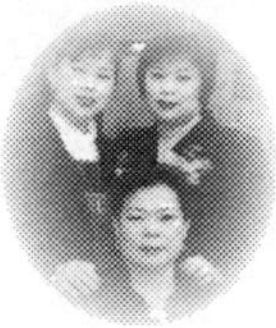

往日的身材和健康。莊博士針對女人坐月子的情況，向大家建議，不妨食用她精心配製加以改良的「婦寶」（廣和公司代理），其食用方法如下：

吃法：產後第一天開始服用「莊老師婦寶」，至少連續四週(剖腹產或小產者須連續服用六週)，每日三包，三餐飯後各一包。

(1)一日量：婦寶三包、熱米酒水(煮過)或坐月子飲料三六○西西。

(2)服用法：餐後，一包「婦寶」，直接含入口中咀嚼，或置於稍深的、加過熱的杯子中，然後沖入熱米酒水或坐月子飲料一二○西西，邊攪拌、邊喝，趁熱慢慢喝完。

此外，坐月子也有一些該吃與不該吃的食物，記載如下，提供各位做參考：

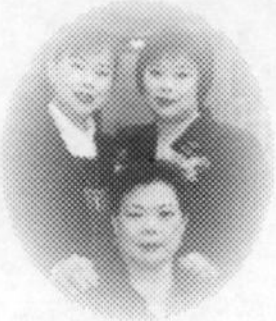

1.該吃的食物

(1)炒豬肝。

(2)仙杜康（廣和公司研發，莊老師等精心配製加以改良的食品），每日需食用六包，可以當飯吃，相對的飯量要減少，要搭配豬肝一起食用。

(3)「婦寶」（廣和公司研發，莊老師等精心配製加以改良的食品），在飯後服用，一天三包。

(4)白飯配合仙杜康一起吃，作爲主食，甜糯米飯、油飯也可以吃，但要用米酒水或「廣和坐月子水」煮。

(5)黑豆、紅豆的料理。

(6)可以飲用生化湯，養肝湯或坐月子專用飲料。

(7)調味料方面，可以食用黑砂糖、砂糖。

2.不該吃的食物

(1)生冷食物如蒟蒻、白蘿蔔、鹹菜、醃漬白菜、梅干、味噌湯。

(2)蕃茄、茄子、竹筍、南瓜、生菜等蔬菜。

(3)檸檬、柳丁、葡萄、草莓、鳳梨、蘋果等水果。

(4)產婦不能喝水或用水煮的湯、烏龍茶、啤酒、果汁、牛乳。

(5)調味料及油忌用鹽、醋、紅花油、豬油和牛油。

在這裡，特別推薦一些坐月子食譜，莊博士特別重視胎前教育與產後保養，她認爲強國必先強種，有健康的產婦才能培育健全的幼苗，家庭的健康與幸福緊緊的掌握在婦女手中，提供正在坐月子的產婦做參考。

▲麻油雞

(1)材料：每一百公克的雞要配上老薑十公克、米酒水或「廣和坐月子水」一百西西。

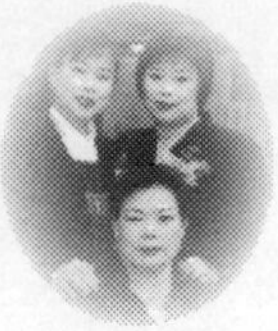

(2)作法：

①鍋加熱後，將麻油倒入。

②油加熱後，放入切片的帶皮老薑爆透。

③將薑移至鍋邊，把切塊的雞肉放入鍋內炒至七分熟。

④將適量的米酒水或「廣和坐月子水」由鍋的四周往中間淋下去，全部倒入後蓋鍋煮，即轉爲小火，再煮四十分鐘左右即可。

▲麻油豬肝

(1)材料：豬肝三百公克，帶皮老薑三十公克、黑麻油三十西西、米酒水或「廣和坐月子水」一八〇西西。

(2)作法：

①將麻油倒入鍋內加熱，油熱後加入老薑爆至淺褐

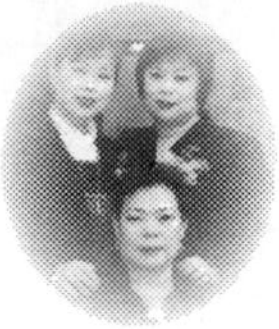

色，然後撈起備用。

②再把剩下的油加大火，將洗淨篩乾切片的豬肝放入鍋內炒一下，再將米酒水或「廣和坐月子水」由四周淋下並加入已爆好的薑。

③全部淋畢蓋鍋煮一分鐘之後即可食用。

(3)豬肝適合在早上、中午吃，豬肝湯可拌飯、麵線或當飲料喝。另外，豬肝不要炒太久，否則會太硬。

▲黑糖拌飯

(1)材料：糯米三百公克、紅豆一百公克、仙杜康兩包、黑砂糖五十公克、帶皮老薑十五公克、米酒水或「廣和坐月子水」二杯、麻油三大匙。

(2)作法：

①洗淨糯米和紅豆，瀝乾水份後泡入米酒水或「廣

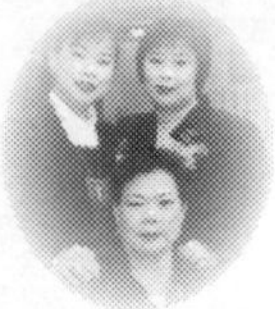

和坐月子水」中過一晚，隔天糯米撈起瀝乾，備用。

②鍋內放三大匙麻油加熱，把薑絲炒透後加糯米，炒至有黏性時再加紅豆一起炒，再把泡的米酒水或「廣和坐月子水」加入一起炒至水乾爲止。

③將②的材料放入蒸籠內蒸約十分鐘左右。

④將粉末狀的黑砂糖、仙杜康拌入③的材料中後，倒入模型中再倒出食用。

▲生化湯

(1)材料：當歸全八錢、川芎六錢、桃仁五分、黑薑五分、炙草五分、米酒水或「廣和坐月子水」一千五十西西。

(2)作法：

①米酒水或「廣和坐月子水」七百西西，加入藥材，慢火煮一小時左右，約剩二百西西，倒出藥汁。

②再倒入米酒水或「廣和坐月子水」三百五十西西於藥渣中，慢火煮一小時左右，約剩一百西西，倒出藥汁。

③①加②混在一起調勻，一天分三次喝完。

(3)可在預產期前二個月，以一千五十西西米酒浸泡藥材，然後在產後用上述的方法煎煮，順產者連續服用七至十四天，剖腹生產者可吃十四帖。

▲牛舌豆腐

(1)材料：牛舌一百五十公克、香菇十五公克、豆腐一塊、木耳六公克、高麗菜適量、薑十五公克、米酒水或「廣和坐月子水」一又二分之一杯，麻油三大匙。

(2)作法：

①香菇用水泡軟去柄，豆腐切塊、高麗菜、木耳切粗絲備用。

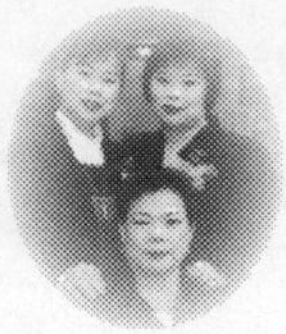

②鍋內加油熱鍋，先將薑絲炒褐色後，加入牛舌再炒，並倒入米酒水或「廣和坐月子水」用小火煮半小時左右，再把牛舌切片，待用。

③再放油於鍋內加熱，先把豆腐煎黃後，加入牛舌、香菇、木耳、高麗菜再拌炒煮熟便完成。

(3)適合母奶不易排出而體胖者食用。

▲活蝦、花生燒豬腳

(1)材料：花生（去蒂）三百六十公克，活蝦一百二十公克、豬腳三百六十公克、老薑三十六公克、香菇十八公克、米酒水或「廣和坐月子水」一千二百西西、麻油三大匙。

(2)作法：

①香菇去柄洗淨，泡在米酒水或「廣和坐月子水」

內一個晚上，切絲待用。

②麻油加熱後，放入切絲的老薑，再放豬腳下去炒至皮變色，再加花生、香菇、米酒水或「廣和坐月子水」一起拌炒，並改用小火煮三小時左右。

③加入活蝦於的材料中再煮沸，即可食用。

(3)這是一道補充奶源的食補，產後第三天開始適量地吃，若奶水充足者不需要吃，可一次做多一點，放入冰箱保存，要吃時再加熱。

六、「感冒」及「過敏性鼻炎」之預防

莊博士時常提及的一句話：「感冒是萬病的根源。」而感冒與腸的狀況息息相關。

莊博士認爲，從古以來中國傳統醫學即說肺與大腸是

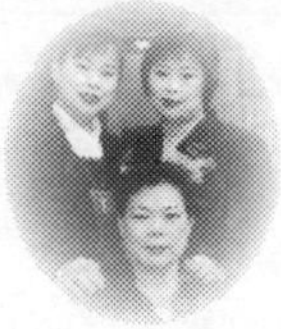

表裡一體的關係，要治療肺的疾病，先從腸著手。在中國傳統醫學裡，以橫隔膜爲身體的中心，將內臟分爲上焦、中焦、下焦三個部份，橫隔膜以上的部份爲上焦，橫隔膜本身爲中焦，橫隔膜以下的部份爲下焦。

隨著呼吸，以橫隔膜的開閉，將全身的血液等體液往上焦、中焦流動。一旦腸子發生毛病，有積存氣體，這時候消化器官就會壓迫橫隔膜和肺，阻礙體液的流動。如果這種情況繼續下去，一定會增加心臟及肺的負擔，引起各種障礙。

到現在爲止，一般人很少知道，治療感冒要先從腸子治療起。莊博士說過，容易感冒的人，腸子一定有毛病，強化腸，就能強化肺。

患有過敏性鼻炎的人，相信一定不舒服，有的人在寒冬起床時，時常會一連打好幾個噴嚏，甚至打到十幾個噴噓，而且過敏性鼻炎又不好根治，患者常有一、二十年的病歷。

針對感冒及過敏性鼻炎，我們特別設計了一套預防的方法，以便減輕痛苦。

1.早晨醒來立即做合掌法

「合掌法」，對容易感冒、不易恢復疲勞、易患支氣管炎，慢性支氣管炎、生理期中感冒、過敏性鼻炎、習慣性感冒、蓄膿症、肥厚性鼻炎等而煩躁的人，有很好的效果，請參見圖示。

(1)先將枕頭拿開，雙腿伸直，把腹中的氣用嘴分三次緩緩吐盡，完全吐出後閉唇，再從鼻孔吸氣，使丹田呈高漲的狀態。

(2)將雙手張開，向上舉至與肩成垂直狀，雙掌用力合

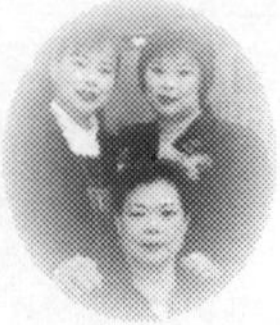

攏，手掌互相摩擦，使之產生熱電。

(3)手中有熱度時，雙掌交疊迅速將熱氣護住鼻和口部，然後由腹部慢慢吐氣。

(4)熱氣吐完了再重覆(2)、(3)的步驟，共做十二次。

(5)做完即刻將口罩戴上後，再開始做晨間活動。

(6)呼器官較弱者，脖子上圍上圍巾，待排便完要洗臉時才拿掉。

2.晚上睡前做肩胛骨按摩

莊博士認爲，有過敏性鼻炎的人，晚上睡前要做消除疲勞的運動——肩胛骨按摩，可以增加預防的效果。

(1)一手側舉略高於肩膀，手心向上，並略後伸，頭盡量向指間看，上半身略後仰，另一隻手繞向後背，由肩胛骨內側按摩而下，左右各做八次。

(2)上半身略後仰，兩手繞向後背，左右手輪流由上順頸部、脊椎骨至尾骨部，按摩而下，各做八次。

(3)雙腳與肩同寬，收小腹，上半身略向後仰，左手大

早晨合掌法

過敏性鼻炎的治療與預防

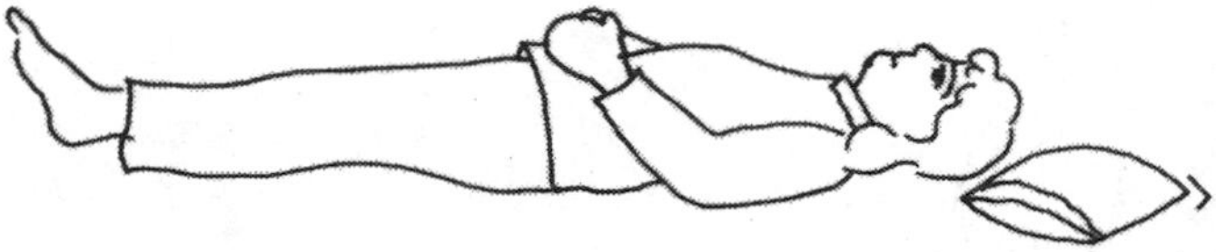

1.
分三次深呼吸，再由下腹部完全吐盡，途中不可換氣。

2.
兩臂較肩稍高上舉，合掌用力搓揉直至發熱。

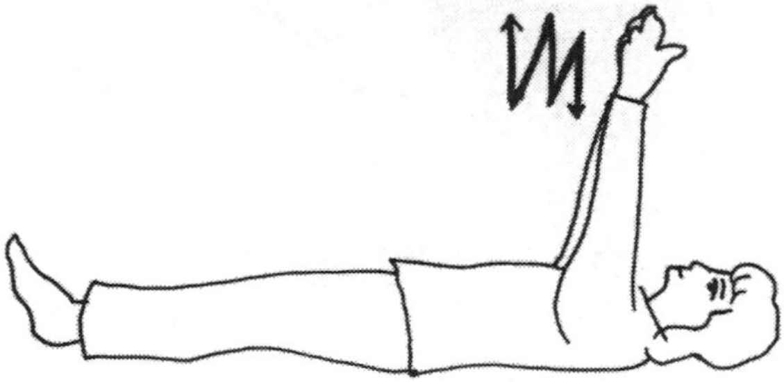

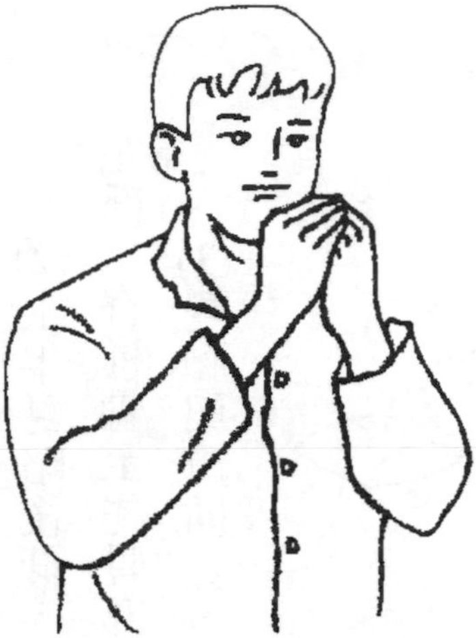

3.
雙手搓揉後保持手指交叉狀態，合掌以防熱量流失。

4.
就此掩住鼻口，之前先以下腹部深吸氣，然後再慢慢將氣吐出，讓手中熱氣充分噴到鼻內。

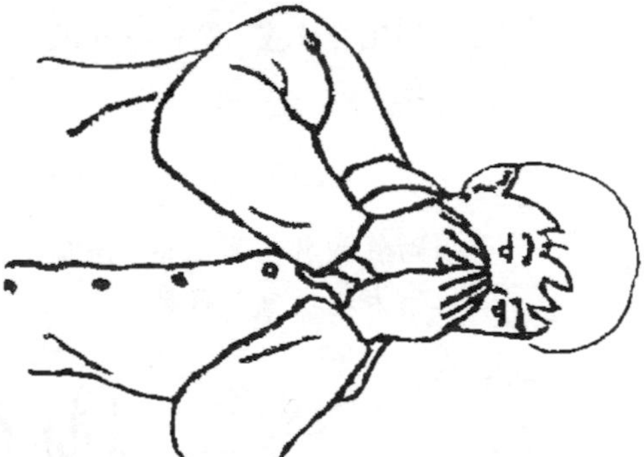

5.
反複做以上 2-4 共十二回後，便將前晚所準備的口罩戴上，再去作其他的事。

拇指在後半身，四指伸直在前半身，虎口貼著身體側面，左肩膀盡量高舉，由腋下按摩到腰部，換邊再做，左右各八次。

做完以上動作後嗽口，準備一個乾淨的口罩置於枕邊，等候明天早上睡醒時使用。

3.蒜頭水的使用

流行感冒時，每天以蒜頭水漱口幾回，可以避免感染。

(1)材料：（一日份）

①蒜頭，每十公斤體重配合一公克。

②涼開水，每十公斤體重要喝六十西西。

③冰糖（粒狀），每十公斤體重要吃六公克。

④密封式玻璃容器，大的一個，小的數個。

(2)作法：

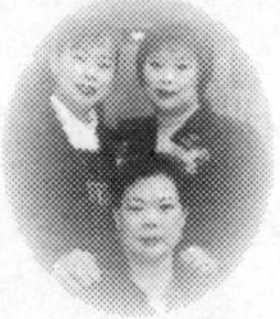

①蒜頭去皮，切成薄片，放入涼開水中，裝進大的密封容器內，放置六小時。

②六小時後，用紗布過濾，只取其汁，而後將細冰糖加入汁液內。

③待冰糖完全溶解後，將汁液分裝在小容器內，緊密封緊。

(3)用法

將蒜頭水一小口含在口中，仰頭把蒜頭水送到咽喉，咕嚕咕嚕反覆數次慢慢嚥下。

(4)用量（一次份量）

①二歲以下幼兒，十西西。

②二歲至三歲，十五西西。

③四歲至十歲，二十西西。

④十歲以上，二十至三十西西。

(5)注意事項

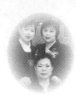

①使用蒜頭水漱口時，應遵照用量，以免一次量太多胸口有燒灼感。

②蒜頭水容易蒸發，故需當日製作，必當日用完。

③蒜頭水之主要功效在其蒜頭氣味，所以一定要蓋緊瓶蓋，注意打開瓶後立刻蓋緊。

④約要連續飲用七天。

4.仙杜康蓮藕汁的喝法

仙杜康蓮藕汁可消除腸內脹氣，並有強化氣管、支氣管炎等呼吸道黏膜的功效。

①蓮藕洗淨，連皮磨碎，用紗布絞出汁，平時放入冰箱保存，要喝的一小時前，拿出來退冰後才喝，千萬不要喝冰的。蓮藕汁體重一公斤一天的分量是十西西，分三

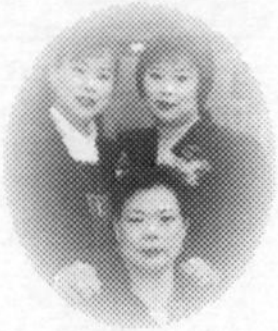

次於飯後喝。「仙杜康」一日份是六包。

②每天吃飯時，將「仙杜康」的量從飯量中扣除，先吃「仙杜康」再吃飯，這時候可配一些菜，然後再喝蓮藕汁。

③每年一到蓮藕盛產季節，有扁桃腺炎毛病的人，更應多吃蓮藕，最好是每天吃。

④蓮藕汁對過敏性鼻炎的人也有療效，一次一百西西，分幾次飲用，瘦的人可以加糖，肥胖的人可以加檸檬汁，神經質的人可以加炒過的鹽，同時，要多吃「仙杜康」，每日的份量是六包，拿來當飯吃。

七、「失眠」良方——米酒薑汁浸腳法

莊博士以前曾碰見過一位病患，她經常感冒，而且每

個月幾乎都會感染一次，同時她的鼻子過敏，感冒和鼻子過敏使得她整天頭昏腦脹，精神不濟，背脊經常有寒意，苦不堪言，後來她找到莊博士，莊博士問她是否月經來臨前，就容易感冒，她仔細想了一下，恍然大悟才知道她每回月經來的前一天頭痛，而第二天或第三天就感染上感冒。當時，莊博士教她「米酒薑汁浸腳」的方法，這才解決她長久的病痛。

此外，經常爲失眠所苦，或手腳冰冷、腰痠、肩痠、血壓不安定、疲勞難以消除的人，以下的米酒薑汁浸腳法，可以迅速恢復疲勞、通氣、調整血壓、溫暖全身，使人熟睡。

莊博士補充說：在米酒加入薑汁，其作用是薑可以調節人體的體溫，特別是皮膚和毛孔之間溫度的調節。而內冷的人，以米酒薑浸腳法可以祛除體內的寒氣。

現在，爲大家敘述米酒薑浸腳的方法：

(1)將二千四百西西（四瓶）的冷米酒倒入桶內，先浸腳十五至二十分鐘。

(2)將鹽十公克及帶皮磨碎絞出的薑汁一百西西加進浸過腳的酒裡。

(3)加入熱水在酒內，至膝下約十公分的地方，熱度爲能忍耐的程度越熱越好，再浸泡雙腳約二十分鐘即可。

桶內用過的酒水不要丟棄，第二天用二千四百西西新的冷米酒先浸泡雙腳約二十分鐘，須加熱水時，將昨天用過的酒水熱一熱，倒入浸過腳的酒水桶裡，另加十公克鹽薑汁一百西西再浸泡雙腳，方法同前。

浸泡雙腳的時間以睡前爲佳，飯前也可以。

這種米酒、鹽、薑汁混合液，適用於兒童和體弱的高齡者發燒痙攣、手腳冰冷或肚痛等急症，方法如下：

(1)取毛巾沾濕加熱的酒水，擰乾後覆裹住病人的手掌和腳掌。

(2)隔著毛巾指壓病人的手腕、手掌和手指以及腳部後跟腳掌腳趾。

(3)毛巾冷卻後可更換另一條沾熱酒水的毛巾，直到手和腳的溫度相同爲止。

八、「眼睛及全身疲勞者」飲食法

在中國傳統醫學中，食物存有「一利一害」的特質，每一種食物都可能由於吃它的人健康狀況不同，而產生不一樣的影響和狀況。所以要避免吃與自己體型不合的食物，對自己有益的食物則要積極地去攝取，直到將自己的體型調整爲正常體型。

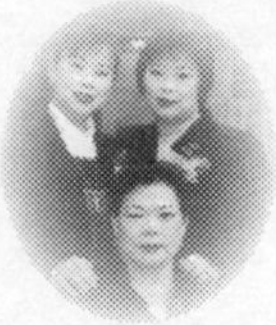

舉例來說，同樣是眼睛和身體疲勞的症狀，飲用胡蘿蔔汁時，也因體型不同，方法上便有了差異，現在區分如下：

駝背體型　飯後喝胡蘿蔔汁加點鹽。

上腹部突出體型　飯後喝胡蘿蔔汁加帶皮檸檬汁。

下腹部突出體型　飯後喝胡蘿蔔汁加糖。

胡蘿蔔汁的份量以每公斤體重每日喝十西西爲準，分次喝完，每次喝不超過一百西西。胡蘿蔔汁喝一段時間後，皮膚會略顯帶黃，不必擔心，停用一陣子即可恢復。

至於帶皮檸檬汁的洗法和絞汁法如下：

下列洗法是日本食品保存家特別爲表皮經過臘處理的進口水果研擬的，適用於臺灣的進口蘋果等。

1. 洗法：

(1)水一千西西加鹽三十公克煮沸十分鐘。

(2)放著冷卻到七十至八十度。

(3)將檸檬（約一公升，七個）放入水中浸十分鐘，再用冷水沖淨。

2. 絞汁法：

(1)用乾淨的布抹乾水分。

(2)連皮磨細，加蓋放置十分鐘。

(3)用紗布絞汁。

九、性的調養——金冷法

莊博士認爲，凡前列腺肥大、性無能、早洩、遺尿、尿失禁者，均適於使用金冷法來調養。

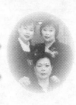

1. 處理方法

(1)冷水：水中加冰塊，感覺冰冷、會凍。
熱水：同於洗澡水。

(2)將整個生殖器，包括陰莖及睪丸，放入冷水中，大約一至二分鐘，到收縮成堅硬。

(3)再放入熱水中至完全鬆軟。

(4)以上(2)、(3)各做三次。每天一次，在晚上洗澡時順便做。

(5)遺尿、尿失禁者進行二、三週馬上見效，年紀大者可能較緩慢，要有耐性，天冷時要先穿衣服或披浴巾。前列腺肥大則約需三個月的時間才能見效。

2.飲食方面

(1)材料：

①尾椎骨一公斤。

②米酒一千西西。

③紅（白）蘿蔔汁一千西西（眼睛容易疲勞者飲用紅蘿蔔汁，有脹氣者飲用白蘿蔔汁）。

④山藥一公斤。

(2)作法：

①將尾椎骨和豬尾巴加米酒、紅（白）蘿蔔汁以小火燉約五小時。

②山藥隔水蒸一小時至熟透。

③將以上兩者各冷成七等份包起來，放在冷凍庫。

④每天各取一份放一起煮熟食用。

⑤另一作法：山藥切片蒸熟加冰糖亦可。

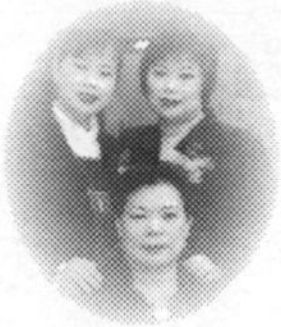

三代同堂共享天倫

三代同堂是現代社會值得再提倡的觀念，在家人同聚的活動裡，高齡長輩不僅高興能夠得到兒孫的關注，而且親情也能激發他們的生機，晚輩在這種親情交流中學習「家和萬事興」的道理。莊博士常言：「親情，是一帖適宜於高齡者的保健良方。」在自我健康管理中，也很重視高齡者的健康之道，其健康之道最佳的良方即是親情。

以莊博士的母親爲例，生前極受女兒、孫子、孫女兒等親人的關心與照顧，時常全家人聚在一起聊天，話題全是以她爲中心。

莊老太太、即是我的阿媽，她很喜歡在院落裡種各種花、水果和蔬菜，她種這些花果蔬菜，除了送給鄰居、親戚吃之外，也是一種自娛的活動，兒孫們都很喜歡找她談

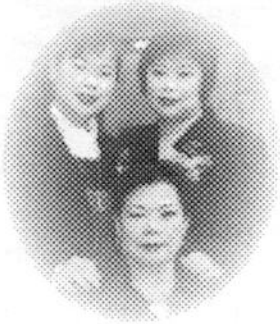

天。

阿媽與莊博士曾在日本同居長達二十六年，每年返國兩次，回臺灣就是她做親情療養的最好時光，這個時候，莊博士會提醒家人和親朋好友多配合阿媽的作息時間，一定要讓高齡者一天休息幾次，讓她健康地徜徉在親情與關心中。

潤餅捲——創造歡樂與健康

中國社會是多節慶的，因此親人以在節慶或各種紀念日多聚會，以共享天倫之樂。在各項聚會活動裡，製作「潤餅捲」是一件很恰當且不多少工夫的事情，一方面可以招待客人，另一方面全家老少共同參與製作「潤餅捲」時，增添了不少快樂的氣氛，可以說是一種又有吃又有趣的活

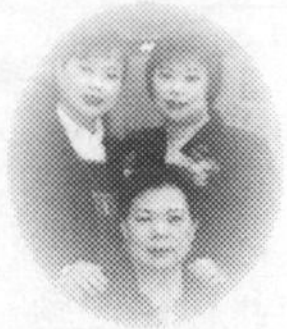

動。

「潤餅捲」是中國飲食文化最細膩的創作，外型別緻，咬感十足，味道老少咸宜。由於潤餅捲包含的菜式各式各樣，是矯正偏食者一道食物均衡的好餐點，而且在任何慶祝的日子裡，都十分適合吃潤餅捲，它將使「慶祝日」更具意義。

現在，向各位講解潤餅捲的作法：

1.材料（六人份十二捲，每捲一張半潤餅皮）：

(1)潤餅皮（春捲皮）：十八張、海山醬十二公克、芥菜（粉）六公克、青海苔（粉）六公克、花生一百二十公克、「仙杜康」（廣和公司代理）十二包、蘿蔔干（菜蒲、客家人做的不加糖）九十公克、蛋六個、豆芽一百八十公克、豌豆夾一百二十公克、芹菜十二公克、香菜十二公克、蒜白六支。

(2)合歡菜：豬油一百八十公克、大蒜三公克、生薑六公克、無皮蝦米乾十八公克、五花肉一百八十公克、香菇十八公克、胡蘿蔔六十公克、高麗菜六百公克、豆干一百二十公克、荸薺六十公克。

2. 作法：

(1)花生去皮及芽，以酒瓶壓成花生碎粉。蘿蔔干切碎（先橫切再縱切）。

(2)蛋皮：

①材料：蛋六個，炒七小時的鹽零點六公克、白麻油六西西、米酒六西西、水六西西、大蒜切薄片（六片）三公克、玉米油。

②蛋打開放在碗裡，將蛋帶取掉，打散要打得起

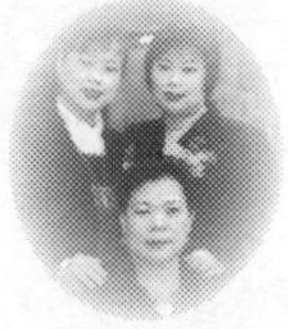

泡。過篩後，加入調味鹽、白麻油、米酒、水。用玉米油起香，加入大蒜煎至黃色有香味。放入調好的蛋汁裡混合。慢火分六次煎六塊。每塊切半後，捲起切絲。

(3)豆芽摘去根尾洗淨，在漏杓中用開水（如一千西西水加十公克鹽加十公克薑片）淋燙三次，滴乾水份。

(4)豌豆夾的作法與豆芽相同，等冷卻後，切成細絲。

(5)芹菜摘去葉及老殘莖洗淨以後，瀝乾水份切成碎粒，用玉米油起香，大火快炒一下即可。

(6)香菜洗淨後，放入加少許鹽的冷開水中浸泡一下，瀝乾水份，切成一公分至二公分。

(7)高麗菜葉、梗、心分開，梗、心部份浸味噌一夜後，提掉味噌，切絲（浸時心切四刀葉切絲才好吃）。

(8)合歡菜：

①大蒜切片與生薑（不去皮）切碎，分別用鋁箔包

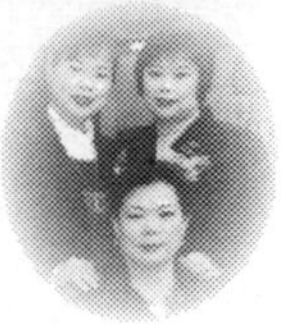

起來。

②蝦米乾，香菇洗淨分開浸水（水量以淹過料即可），用冷水浸泡一夜，撈起瀝乾水份後，蝦米乾切碎，香菇去蒂切絲，水留著備用。

③五花肉、胡蘿蔔、高麗菜（去梗）、豆干、荸薺，均切絲。

④炒鍋燒熱倒下豬油將炒至變色，（不可燒焦）取出備用。

⑤將蝦米乾、五花肉、香菇、胡蘿蔔、高麗菜、豆干分別炒好後，加入④重炒，另加入蝦米水與香菇水，等水份變少後，加入荸薺同炒，不加鹽，不加蓋，保持原味，約煮二十分鐘即可。

3.吃法：

(1)取一段蒜，將三分之一部份切粗條，刷醬用。

(2)將半張潤餅皮放在一整張皮上面，半張皮上依序加入適量海苔酥、花生碎粒、「仙杜康」、蘿蔔干、蛋絲、豆芽、豌豆夾、芹菜、香菜、合歡菜、未鋪半張皮的部份，塗刷海山醬、芥茉。

(3)半張部份先捲起，超過三分之二時，將兩邊摺起捲完即可。剛開始不太會捲時，菜量可少加些，以免皮破掉，或弄散。

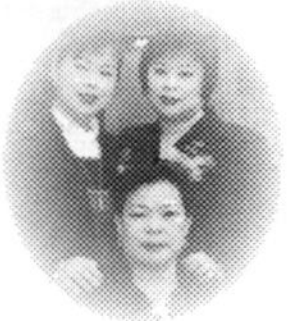

握緊拳頭歌

人家說：「家有一老，如有一寶。」我們提倡三代同堂一起過生活，要讓高齡者過著充實又充滿親情的日子。在這裡，爲大家介紹一首「握緊拳頭歌」，這是一首耳熟能詳的兒歌，配上新詞，教高齡者做手掌的運動，充滿樂趣，又可達到健康的目的。這個手掌運動在飯前睡前各做一次。

下面是配合歌詞的動作說明：

(1)握緊拳頭，打開拳頭——手指一節一節握，一節一節開，每一關節都動。人老化之初，手腳、身體都逐漸捲縮彎曲，所以握緊拳頭時務必用力，刺激末梢神經和掌心；打開拳頭後手指一定要伸直到盡量向後彎的程度。

(2)拍拍手掌，握緊拳頭，打開拳頭，拍拍手掌——拍手時不但手指伸直到後彎的程度，拍起來要連上臂都用力。可預防腦癡呆、記憶力喪失。

(3)把兩隻胳臂向上舉，啦啦啦啦，啦啦啦啦——兩隻手手腕旋轉而上，右手旋轉時用力踏左腳，左手旋轉時用力踏右腳。這樣兩隻手上舉，抬頭看天，可以活潑脾臟，拉開橫隔膜。「啦」的發音觸動舌尖，每一音都刺激腦。

(4)啦啦啦啦……——手拉耳朵、身體向左右擺動，腳用力踏。用力「啦」七聲後，五臟六腑都開竅，不僅通氣，而且腦也清爽。

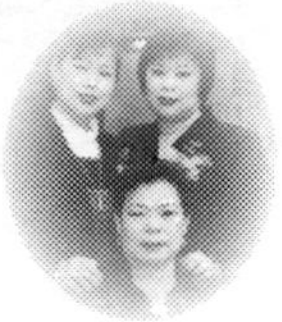

握 緊 拳 頭 歌

握緊拳頭

D 調 2/4

D A7 D A7 D
‖3 3 2|1 1|2 2|3 2 1|5 5 4|3 3|
①握 緊 拳頭，打開 拳 頭②拍拍 手掌，

A7 G D
|2 1 2 3|1 —|3 3 4|5 5|6 6|5 4 3|
握 緊 拳 頭 ，打 開 拳頭，拍拍 手掌

D G A7 D
|3 3 4|5 5|6 6|5 —|3 3 2|1 1|
③把兩隻 胳臂 向上 舉 ， 啦〃 〃〃
啦〃 〃〃

A7 D A7 D A7 D
|2 2|3 2 1|5 5 4|3 3|2 1 2 3|1 —‖
啦〃 〃 〃④啦〃 〃〃 啦 〃〃 〃。
啦〃 〃 〃 啦〃 〃〃 啦 〃〃 〃。

附錄

健康菜單參考資料

早餐A

1.醃三層肉：

三層肉放酒、鹽醃後蒸熟，再以青菜墊底，如蒜、薑配料。

2.三豆飯：

在米中加紅豆、綠豆、黑豆，以水煮成。

3.煎蛋：

(1)先用蒜頭炒紅蘿蔔、青豆仁、玉米粒等，再將打好的蛋加入煎成蛋餅。

(2)先拿掉蛋帶，蛋中加入鮮奶、香油、鹽一起攪拌均勻，份量是一個蛋、三分之一鮮奶、五分之一香油、零點五克鹽。

4. 青菜

5. 金針木耳湯：

金針、木耳和洗乾淨的雞蛋殼一起煮湯。

6. 水果

早餐B

1. 麻油雞
2. 油飯
3. 青菜
4. 水果

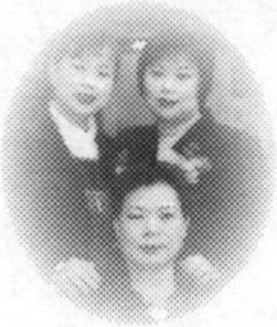

早餐C——三明治

1. 小黃瓜、青豆仁、馬鈴薯泥、紅蘿蔔煮蛋、玉米粒等一起拌鹽。
2. 小魚加薑，用小火炒熟。
3. 豬肉煮熟切片，用鹽醃蒸熟亦可。
4. 土司片

另加紅蘿蔔、芹菜，切粗條泡鹽水。

午餐A

1. 獅子頭（以青江菜墊底）
2. 紅燒魚（加薑、酒，一起烹煮）
3. 麻油豬肝

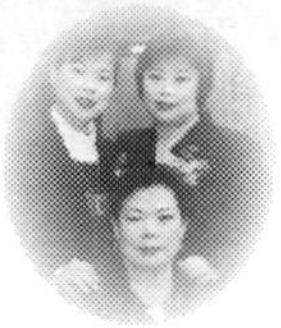

4. 冬瓜蛤蜊湯（加薑、蛤蜊，一起烹煮）
5. 青菜
6. 水果

午餐B

1. 砂鍋魚頭（豬肉皮紅燒後切片加入，另加白菜、豆腐、香菇、蝦米等）
2. 牛蒡炒牛肉絲
3. 味噌海帶湯
4. 青菜
5. 水果

午餐C

1. 高麗菜炒馬鈴薯：

馬鈴薯洗淨帶皮切絲用油煎至金黃色，再加香菇（去蒂泡過夜切絲）、蝦米（泡一夜備用）一起炒後加蓋燜煮至熟即可。

2. 菜色自由

3. 魚：以頭尾甚至連骨能吃之魚為佳（如四破魚、丁香魚……等魚）

晚餐A

1. 蒸粥：

以一杯米，加上七杯白或紅蘿蔔汁或蔬菜汁去蒸之粥

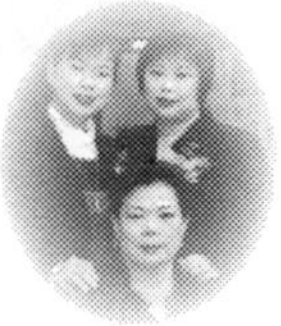

（注意須先開大火讓外鍋水滾開後，再以小火蒸一小時之粥，才有療效）

2. 包心菜捲（加小黃瓜、紅蘿蔔捲後再切）

3. 吻魚莧菜

4. 水果

附註：

包心菜必須先燙熟（加薑、鹽、水煮沸後關火再燜數分就可撈起食用。小黃瓜、紅蘿蔔必須先用鹽醃過。包心菜梗切好與小黃瓜、紅蘿蔔一起當泡菜，加少許鹽、麻油等調味）。

晚餐B

1. 福圓粥
2. 煮玉米
3. 蒸地瓜
4. 饅頭
5. 水果

附註：

準備一些不加糖的蘿蔔干、醃瓜、豆腐乳等備用。水果可用葡萄、香蕉、葡萄柚、香瓜、蕃石榴、楊桃等綜合水果盤。每人可依自己的體型選擇適當的水果食用。

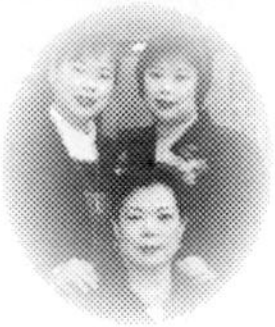

附　錄

青春永駐歌

（此首小歌含蓋莊博士學說精華）

5 5 5 6 5 3 | 1̇ 1̇ 1̇ 2̇ 1 6 | 5 5 5 6 5 3 | 3 3 2 1 2 – |

親愛 的女士先生大家要保健康　健康十二信條　條條要做好

3 5 5 6 5 – | 6 1̇ 1̇ 6 5 – | 5 5 1̇ 2̇ 3̇ 1̇ | 3̇ 3̇ 2̇ 1̇ 2̇ – |

健康第　一　條　早餐要吃好　　魚肉菜果豐盛　一天精神好。
健康第　二　條　午餐要吃飽　　筋骨海帶豆類　營養不缺少。
健康第　三　條　晚餐要吃少　　如果能夠不吃　對腸胃最好。
健康第　四　條　早上起得早　　養成早睡早起　身體一定好。
健康第　五　條　晨間空氣好　　赤腳踏著大地　做做宇宙操。
健康第　六　條　每天常微笑　　保持心平氣和　不要有煩惱。
健康第　七　條　洗臉和洗澡　　要有正確方法　方不容易老。
健康第　八　條　環境保持好　　注意空氣流通　公害要減少。
健康第　九　條　煙酒要戒掉　　刺激性的東西　盡量要吃少。
健康第　十　條　活動保健康　　不讓兒孫爲你　事事代效勞。
健康第十一條　姿勢保持好　　使用木板椅床　骨頭才會好。
健康第十二條　不要閒手腳　　要從忙中取樂　永遠都不老。

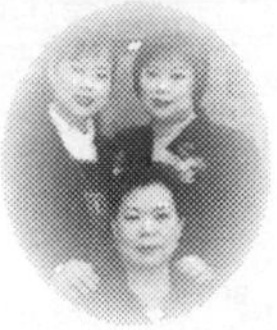

《日本國際家族防癌聯合會歌》

中文譯意這是一首優美的詩歌，
充滿了健康的氣息與生活規律

一、
在拂曉的微風裡
推窗凝望
燦爛朝陽冉冉昇起
地球是個大風車
讓我們隨著它運轉，生生不息！
「日出而作」—我們的身、心
和太陽一起工作，
「日入而息」—我們的精神
和太陽同時休息。
東—西—南—北　光和影
生活的步調跟著自然走
癌的陰影便從此遠離！

二、
抬頭挺胸　頂天立地
地球是個大風車
天—地—人
民胞物與，常懷感謝心！
今天的疲勞，今天消除！
春—夏—秋—冬　白晝與黑夜
生活的節奏和自然共呼吸！
癌的陰影便從此遠離！
返璞歸眞—擁抱大地—
這「愛」與「和平」的風車

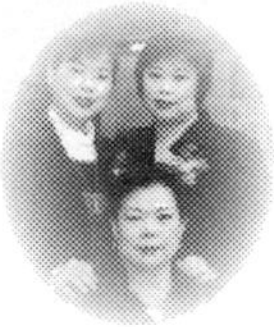

三段式椅墊

坐的姿勢不對，有時心成肺會受阻，有時胃或腸受阻而影響到我們人體器官的運作，所以平常最好多注意坐姿，莊淑旂博士認爲「三段式坐姿」，不但不容易感到疲倦，還可以防止腰痠、駝背。

「三段式坐姿」就是坐椅子時，臀部位置要稍高，大腿部位稍微傾斜，坐在椅墊上時，臀部坐在高處，脊椎伸直，緊縮腹部，肛門也要緊縮，足部（趾尖、足底、腳跟）稍用力、平放在地上。這樣的坐姿，不但姿勢優美，也最不容易疲勞，更合乎身體健康的需求。

「三段式坐姿」簡單易做，對有以下症狀的人效果更好：

一、肩、腰背、腰部容易痠痛的人。
二、呼吸不順暢的人。
三、心臟衰弱的人。
四、容易感冒的人。
五、腸胃擴張的人。
六、腰圍突出的人。
七、下腹突出的人。
八、神經不安定的人。
九、紅光滿面、駝背體型的人。

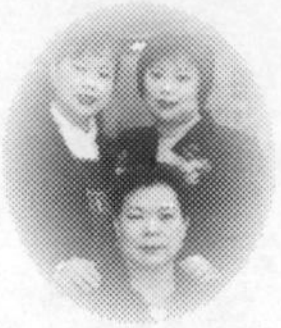

十、上班族、學生和長時間坐著的人。

十一、骨骼正在成長中的兒童。

十二、懷孕中及坐月子中的人。

上述的十二種人，最好趕緊實行「三段式坐姿」；不列在內的人，爲了長保健康，坐下時，最好永遠當一名新兵，腰背打直，收小腹。

坐法

在椅背最高部分伸直背脊，收下腹並緊縮肛門。

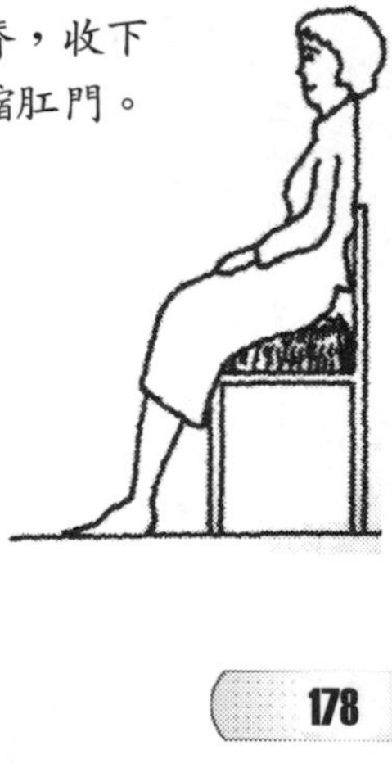

三段式座墊

必須維持正確坐姿。用布包裹如圖示放置。

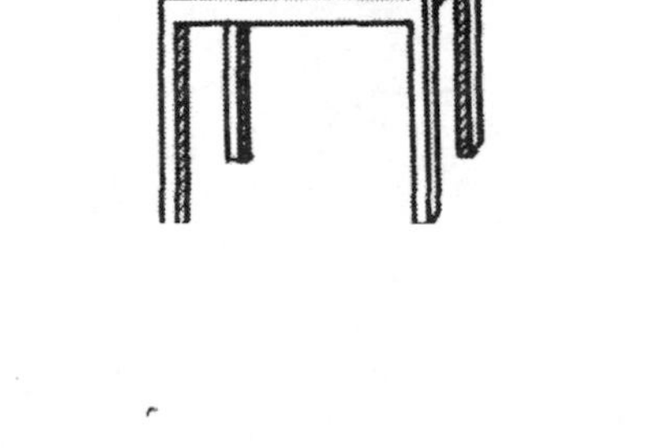

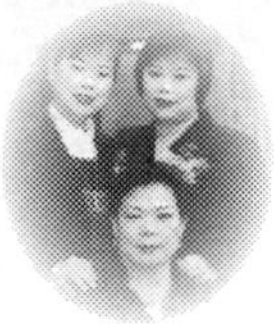

附　錄

腹內大掃除

功效

「腹內大掃除」可協助將體內之「老廢物」及「老廢氣」排出，以期恢復爲「正常體型」（故此方亦可視爲「減肥妙方」）；更可改善便祕、脹氣、打嗝等症狀。

注意：

本法不適用於「下腹突出（內臟下垂）」體型者；對於(1)孕婦(2)生理期婦女及(3)計劃在１個月內懷孕者，以及患有(1)低血壓(2)貧血(3)十二指腸潰瘍者亦不適宜。

材料

1.白蘿蔔汁：體重１公斤須40西西
2.牛蒡：體重１公斤須20公克
3.鹽漬梅：體重10公斤須１個（純鹹味，無糖份之梅子）
4.捲葉萵苣或新鮮Ａ菜：體重１公斤須５公克
5.仙杜康：一日六包份量

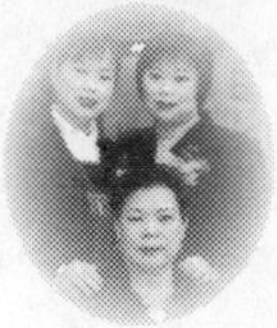

步驟

★注意：

1. 實行「腹內大掃除」宜選擇在星期假日：

由於實行大掃除當天，會因爲大腸的蠕動把腸內的老廢物排出，而造成「屁聲很大」或「排便次數很多」，故實行日應選在星期假日。

2. 在實行腹內大掃除的前一天，必須先把白蘿蔔牛蒡濃縮湯汁準備好。

作法

1. 將白蘿蔔連皮洗淨，以榨汁機榨成白蘿蔔汁（份量如上述）備用。
2. 將牛蒡仔細刷淨後切成薄片備用。
3. 將白蘿蔔汁、牛蒡薄片及鹽漬梅放入深底鍋中，以大火煮滾後，改以小火烹煮兩小時（須加蓋）。
4. 以過濾網將煮好之蘿蔔牛蒡汁及牛蒡渣分開。
5. 將過濾出之蘿蔔牛蒡汁再以大火（不須加蓋）濃縮至一定體積（每一公斤體重一天的濃縮湯汁份量爲15～18ＣＣ）後趁熱倒入熱水瓶中保溫。
6. 待牛蒡渣涼後，將之分成6等份，裝入塑膠袋中，置於冰箱「冷凍室」中保存待用。

★注意：

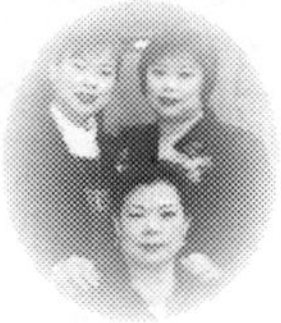

附　錄

在烹煮湯汁時，表面上會浮出許多泡沫，請勿瀝掉，因其全爲精華之物。

服法

★每實行一次腹內大掃除，須連續食用7日。

(1)第一天：只能喝濃縮湯汁、下午3點後吃仙杜康，不可再吃其他食物。

1.「實行的第一天須斷食，早上起床「空腹」開始喝前一日已煮好裝在保溫瓶中之濃縮湯汁，須分數次（每次份量可以不等）於當日下午3點以前喝完（於下午3點以前不可吃其他任何東西）。

2.等湯汁全部喝完後（下午3點）開始吃用「捲葉萵苣」或「新鮮A菜」包著的仙杜康（必須用正確咀嚼法慢慢吃）。★仙杜康一日量爲六包，可分二、三次吃完。

★實行腹內大掃除第一天，可能會排氣很多和排便次數很頻繁，不必驚慌，這是腹中蓄積太多廢物的緣故，只當天過後腹部就會舒服。

(2)第二天至第七天：第二天以後，連續6天的早餐前要吃牛蒡渣和仙杜康。

1.在服用牛蒡渣的「前一夜」取出一袋，置於冰箱「冷藏室」解凍。

2.在早餐前將之蒸約20分鐘，於飯前以正確的咀嚼法慢慢吃完後，接著仙杜康（每日六包），最後才吃早餐。

★因早餐前已吃牛蒡渣和仙杜康，故早餐要酌量減少。

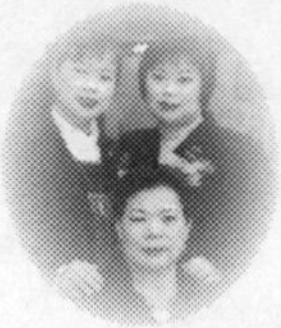

對於空腹吃牛蒡渣無法適應者，可先吃一些飯、肉、和菜後才吃牛蒡渣。

若牛蒡渣和仙杜康的服用量確實無法於早餐吃完，則可先食用其份量的二分之一，剩下的分２次於午餐和晚餐前食用，但一定要在當天內全部吃完。

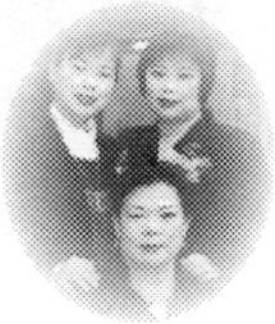

附錄

每日保健法

飲食

1.三餐—早餐吃得好、中午吃得飽、晚上吃得少、不吃更好

早餐：以肉類、飯爲主，配以二~五倍的青菜（早餐須有均衡、足量的營養），3份。

午餐：以魚、貝等質量高的食物爲主，2份。

晚餐：以蔬菜、粥或易消化的食物爲主，1份。

2.每天晚上睡覺前3小時起（不吃任何東西、亦不喝水）

運動

1.早晨起床時——預防感冒之合掌法、全身伸展運動

2.早晨洗臉後——宇宙操（若須綁腹帶者，須先綁好腹帶再做晨間體操）

3.午、晚餐前——飯前休息（利用10~15分任選1-2種飯前休息運動專心的、慢慢做）

4.每晚睡前——今天疲勞今天消除之按摩法

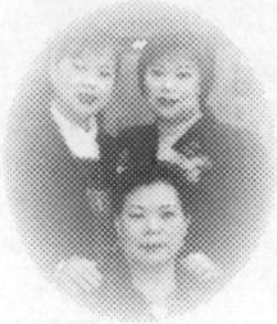

鼻子過敏、扁桃炎、氣喘等上呼吸器官弱者之對策

飲食改善

1.嚴禁飲用陰陽水

2.不可「吃飽睡」

3.要均衡飲食，不可偏食

方法：將各種蔬菜、魚類、肉類、蛋類切碎，混於米飯中，做成「菜飯」，但蔬菜份量是其他食物的二倍；正餐以外禁食零食

4.要「單味飲食」，甜、鹹不要混合吃，避免吃醬油滷的食物

5.不吃竹筍、金針等食物

6.烤焦的食物（如烤麵包、烤魚、烤肉）、辛辣刺激類、含防腐劑（如肉鬆、香腸、漢堡）的食物均不可吃

健康食品的吃法

仙杜康用以調整腸胃，改善脹氣與便祕

（一日六包份量）仙杜康，分三次於飯前直接服用（可泡軟食之）

三餐飯前與睡前做手部按摩、眼睛按摩和肩胛骨按摩

（見本書）

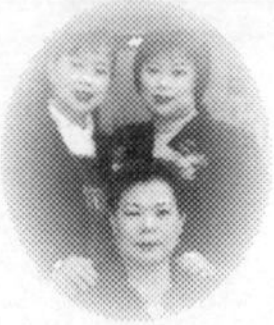

消除便秘方

功效

可改善因腸無力所引起的便祕：

內臟下垂的人，因大腸受到壓迫；或腸內充滿脹氣的人因腸子無力將糞便完全排出，以至產生糞便細軟，且有殘留感的症狀，本食療法可有效的改善這種因腸子無力而造成的便祕。

材料

1. 白芝麻（未炒過）：體重1公斤須0.5公克
2. 仙杜康：六包份量
3. 蜂蜜：體重1公斤須0.5公克
4. 冷鮮奶：（約）一百西西

份量（一日量）

食法

1. 將白芝麻以小火慢炒（可一次炒數日之用量），直到香味溢出，此時白

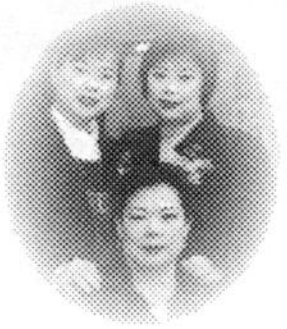

芝麻呈赤紅色但卻不焦黑。待其自然冷卻後裝入可密封的容器內待用。

2. 每日早晨空腹（早餐前）即先吃所須份量（體重1公斤↓0.5公克）之白芝麻★注意須以正確咀嚼法仔細將每一顆芝麻咬破後再吞下。

3. 將仙杜康倒在碗裏，徐徐倒入蜂蜜（體重1公斤↓0.5公克），邊倒邊攪拌，攪拌均勻後食用之。

4. 將冷鮮奶（注意可「溫」或「熱」的，須「微冰」或「冷」的才有效）倒入剛吃完盛有仙杜康拌蜂蜜的空碗裏，順便洗淨碗中殘留物並飲用之。

注意

1. 本方須於每日早餐前連續食用，至少2週。
2. 白芝麻及仙杜康須以正確咀嚼法仔細嚼食。
3. 服用此方請同時配和以正確排便法排便，順便調整如廁的時間。

莊淑旂博士坐月子的方法

一、嚴禁喝水

產後第一週嚴禁喝水（因此時全身細胞尚未完全收縮回來，呈鬆弛的狀態，若有一滴水分子進入體內，即會破壞細胞的收縮，造成內臟下垂），任何青菜、水果以及肉類均不可食。

二、以米酒水或「廣和坐月子水」來代替水份

口渴時可以將酒精完全揮發掉的米酒或「廣和坐月子水」來代替水份飲用之（每日可將數瓶米酒倒入鍋內，不加蓋，以文火煮滾後持續滾至十五分鐘以上，再將已煮好的米酒裝入保溫瓶內備用，口渴時、吃藥、炒豬肝或腰花均可使用之）。

三、須用慢火烘焙的胡麻油來坐月子

炒豬肝、腰花及煮麻油雞均須用慢火烘焙的胡麻油，切記不可用「炒焦」的胡麻油（一般炒焦的麻油顏色呈焦黑色，即顏色爲黑色的麻油不可用）★可選擇使用「莊老師胡麻油」。

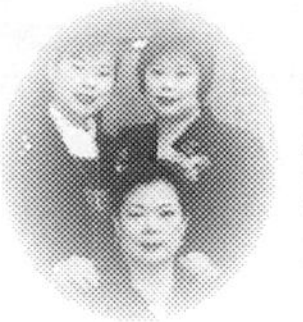

四、綁腹帶的重要性

坐月子期間最重要者即須防止內臟下垂，因內臟下垂是所有婦女病及未老先衰的根源，且易產生小腹，故在坐月子期間須綁腹帶以防止內臟下垂，若原本即爲內臟下垂之體質亦可趁坐月子期間勤綁腹帶來改善。

★所使用的腹帶爲一條很長的白紗帶（最好準備2條以便替換，因產後須「熱補」，容易流汗，若汗濕時應將腹帶拆開，並將腹部擦乾再灑些痱子粉後重新綁緊，若汗濕較嚴重時，則須更換乾淨的腹帶），綁時須躺著綁．綁法請參考腹帶的綁法；又一般的束腹帶或束褲不僅沒有「防止內臟下垂」的效果，而且更有可能壓迫內臟，使內臟變形或產生脹氣而造成呼吸困難或下腹突出的體形。

五、月子期間不可抱小孩

月子期間不可抱小孩（坐著、站著皆不可以），餵奶時須躺著，讓小孩趴著頭側一邊來餵。

六、坐月子期間飲食注意事項：

1. 仙杜康的吃法：

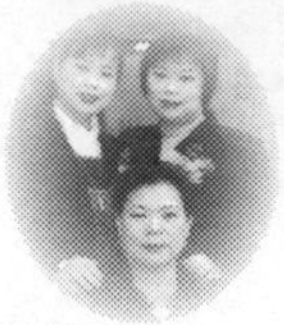

一日須食用六包的仙杜康，可將仙杜康當飯來吃（仙杜康打開即可食，不須煮亦不須泡水），配食炒豬肝、豬腰或麻油雞；若吃不飽或須改善症狀，可將仙杜康份量加重（分兩、三次吃完）。

2.婦寶的吃法：

產後第一天開始服用婦寶連續至少4週（剖腹產或小產者可連續服用6週），每日服用三包、三餐飯後各服一包。

3.若吃不飽，可吃飯（須用米酒水或「廣和坐月子水」煮）或紅豆＋紅糖＋老薑＋米酒水或「廣和坐月子水」合燉或糯米＋紅糖＋福圓＋米酒水或「廣和坐月子水」。

4.坐月子期間儘量整個月均不要喝水，亦不要吃青菜及水果（有吃仙杜康不會便秘），鹹及酸的東西也不可吃。

5.剖腹產者須喝養肝湯三週，產前一週每日用水二八〇西西及紅棗7顆蒸1小時飲用，產後二週則以米酒水或「廣和坐月子水」＋紅棗7顆來蒸。

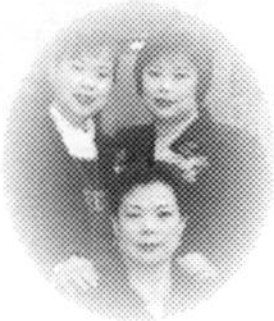

莊老師保健食品介紹說明

婦寶

『莊老師婦寶』是以特級薏苡爲原料，配合高品質的珍珠粉鈣、山楂、乾薑以及精選山藥、熟地黃和蛋殼粹取物等精心製造的天然食品。產婦在坐月子期間，因賀爾蒙失調，容易造成形神憔悴、皮膚粗糙、皺紋、黑斑等症狀；『莊老師婦寶』的天然成分中含有豐富鈣質，是女性生理期、坐月子、流產、更年期以及閉經後用以增強體力、滋補強身的營養補充好選擇。

附註：

1.『莊老師婦寶』具有破血性，孕婦、胃出血、十二指腸出血、重感冒、發高燒時勿服用。

2.『莊老師婦寶』每盒21包（7日份），自然生產30天須服用4盒，剖腹生產及小產40天須服用6盒。

仙杜康

『莊老師仙杜康』以新鮮糙薏仁爲主要原料，配合珍貴的冬蟲夏草、白扁豆粉和甘草、麥芽、山楂等多種營養成分，可以促進新陳代謝、減輕疲勞和養顏美容，一般人適用，尤其推薦產後婦女坐月子食用。婦女產後 內臟鬆垮且往

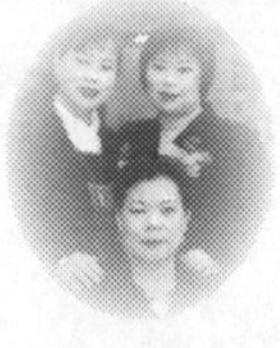

下墜，坐月子期間內臟有回復原位的本能，服用『莊老師仙杜康』來幫助維持消化道機能，使排便順暢，並且以正確的坐月子方法調養，讓您對回復產前身材更有信心！

附註：

1.『莊老師仙杜康』孕婦禁用。

2.『莊老師仙杜康』每盒28包，自然生產30天須服用6盒，剖腹生產及小產40天須服用8盒。

欲知道進一步說明歡迎來電健康諮詢中心：

電話：(02) 2875-2108.2876-3893

傳真：(02) 2877-1828

地址：台北市天母西路3號8樓之7

廣河堂

Mrs. Juang 莊老師

優良叢書精華介紹

孕、產婦健康系列叢書

孕婦健康吃

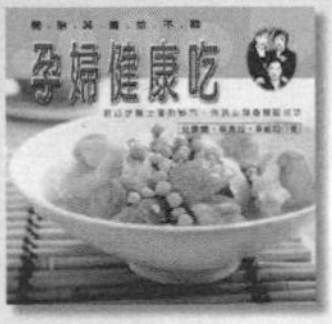

定價220元

生養一個健康、正常的寶寶，是每一位父母的共同心願;莊淑旂博士多年研究的養胎秘方，由其外孫女章惠如、章敏如親身體驗，並與莊博士愛女莊壽美老師共同編撰精美圖文食譜，是懷孕婦女不可獲缺的的養胎食譜書！

如何坐月子

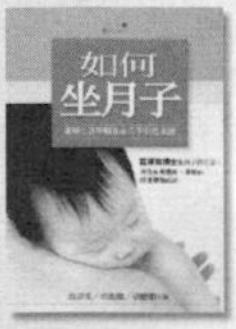

詳細闡述莊淑旂博士的坐月子理論，讓產婦以最自然、最正確的坐月子方法調養身體，對有心藉坐月子找回健康、美麗、窈窕的女性朋友來說，這本暢銷書是必備的！

定價220元

素食坐月子的指南

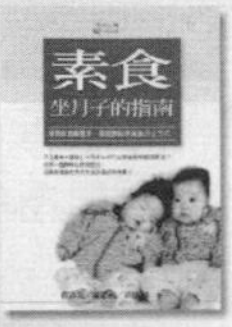

誰說不能吃麻油雞，就沒辦法坐月子？本書邀請專業中醫師擔任顧問，搭配中醫藥膳理論，使素食坐月子的女性朋友，得到與葷食坐月子一樣好的效果！

定價220元

坐月子補也能瘦

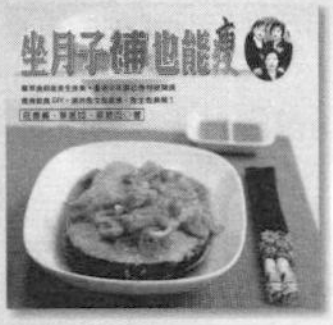

定價250元

坐月子該如何吃？本書給您最正確的指導，葷、素食加藥膳的最佳食譜通通收錄，還有產後半年瘦身食譜大公開，彩色印刷，主食、副食自行搭配，實為近年最精彩的食譜書！

養胎其實並不難

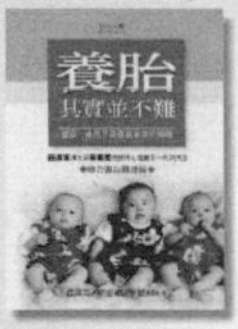

定價250元

聯合報長期連載八個月，莊淑旂博士養胎秘方大公開，莊壽美、章惠如、章敏如老師培育下一代的精闢理論，指導您懷孕期間各階段正確的生活飲食，各式保健DIY絕招，想做到『媽媽不虛胖，胎兒好壯壯』嗎？那麼您就一定需要這本書啦！

月來越健康

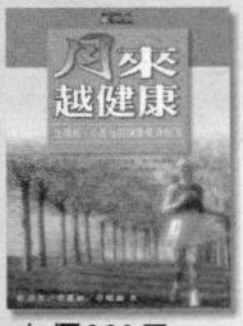

定價220元

想要水噹噹，又希望瘦的苗條、瘦的健康嗎？只要短短七天，一種不必吃西藥、不必上健身房的方法誕生了！只要把握生理期及小產後的飲食調養，妳，就是衆所矚目的氣色美人兒！

準媽媽親密幫手

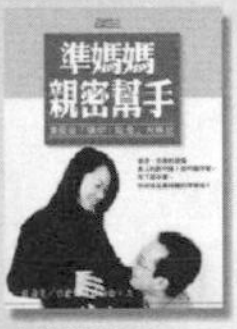

定價220元

懷孕、生產的過程男人也許不懂，卻不能不幫。有了這本書，你將會是最稱職的準爸爸！本書融合了「莊淑旂」博士最正確的養胎及坐月子理論，指導準爸爸，從老婆懷孕初期到坐月子期間，輕鬆又愉快的幫助準媽媽渡過孕產期，一起迎接新生命。

養生系列叢書、VCD

防癌宇宙操 操作示範VCD

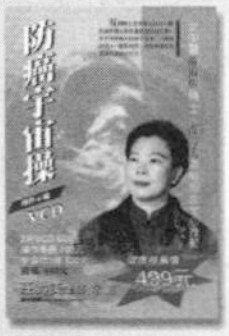

在國際上享有盛名的女中醫莊淑旂博士與莊壽美老師母女倆，多年來推動的防癌宇宙操，只要每天投入一點點時間，就能夠讓您全家擁有健康的生活。

定價800元
健康推廣價499元

自我健康管理

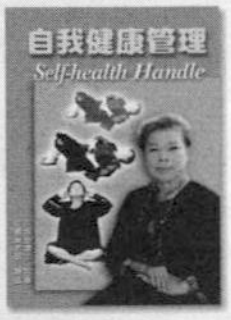

莊淑旂博士指導，莊壽美老師撰述，讓您了解日常生活各種身體症狀如何有效的預防與治療，作自己的醫生，進而保障全家人的健康。

定價200元

這樣吃最健康

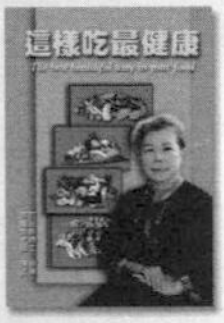

開啓健康飲食新觀念，詳細敘述各種體型、體質適合的餐點及健康守則，以及各種身體症狀的預防與應對方式。

定價280元

全省各書局均售或劃撥至：14959029 廣和國際有限公司

坐月子是女性一生中增進健康的最大良機

女人一生中有三次改變體質的機會，一次是**初潮期**，一次是**生育期**，最後一次則是**更年期**；特別是生育期，它是最能夠改變女人體質的最大機會。

生育是揚棄舊的廢物，生產新的物質。在懷孕10個月的時候，儲存於母體內的東西，會在生育時隨著胎兒一起排出，所以在體內發生重新創造的作用。也就是說，母體內已產生大規模的新陳代謝，嬰兒會給母體帶來新的青春和活力，甚至能藉此治療懷孕前的疾病。

也因此生育後的調養是不容忽視的，倘若調養不足，將來極易發生包括癌症在內的慢性疾病；所以只要坐月子方法正確，要想再恢復往日體型不是一件困難的事，而且還能讓健康情形十分理想。

生兒育女是人生的大事情，**而坐月子更是女性一生中增進健康的最大良機**，女性人體調整健康的機會本來就不是很多，如在產後不抓緊人生有限的機會，將會後悔一輩子！所以對女人來說坐月子是多麼重要！在珍惜坐月子的生活實踐中，正確實行產婦的保養方法，除了擁有容光煥發機會、更能保

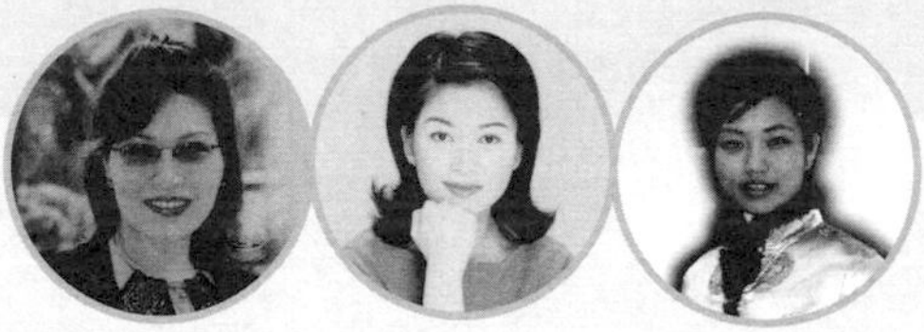

台灣眾多名人的使用 廣大消費者的肯定

『廣和月子餐外送服務』一直以熱誠、負責的態度爲廣大消費者服務，感謝消費者的好評相傳，讓我們有機會?更多婦女朋友服務，這其中包括**台灣各界的知名人士**，例如年代新聞主播張雅琴、廖筱君、TVBS主播蘇宗怡、王雅麗、張恆芝、TVBS新聞中心副主任包杰生的夫人陳春菊，東森主播盧秀芳，SETN周慧婷、李天怡，民視姚怡萱、鄒淑霞、中天吳中純，前民視主播羅貴玉，市議員何淑萍，知名藝人林葉亭、賈永婕、余皓然、金智娟、王彩樺、童愛玲、劉亮佐的夫人陳瑾、蘇炳憲的夫人趙世華、屈中恒的夫人童秀娟；商業周刊發行人金惟純的夫人高小晴、成豐婦產科院長林永豐的夫人連鳳珠以及眾多金融界、教育界、律師、醫師...等等都是**『廣和月子餐外送服務』的使用者**，並且多次熱情參與本公司各式講座、活動，本公司藉此特別致上萬分謝意，也將這份支援化爲動力，日新又

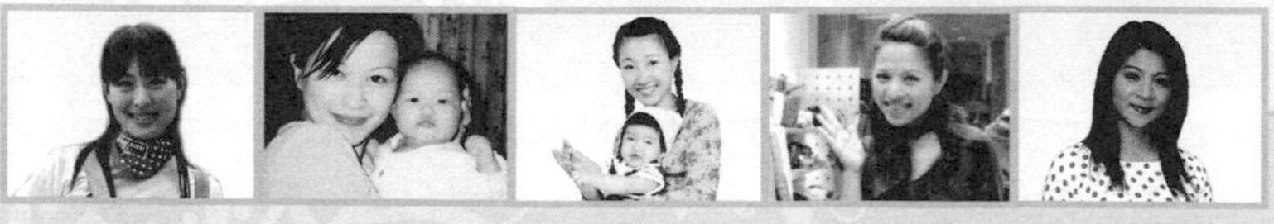

廣和月子餐外送服務簡介

『廣和月子餐外送服務』是以旅日醫學博士**莊淑旂**女士完整的坐月子理論基礎，經由外孫女章惠如、章敏如親身印證並改良後而創造出的一個讓產婦能輕輕鬆鬆把月子"坐"的更好的新興服務。

莊淑旂博士是**日本美智子皇后**的家庭醫師顧問，也是台灣第一個拿到中醫執照的女醫師，她更是日本慶應大學西醫的醫學博士。莊博士在日本服務了40年後，於1990年回台服務，並且指導女兒莊壽美老師成立了廣和國際有限公司與廣和出版社，開始於台灣推廣全民健康與防癌宇宙操的理論。

1993年，莊淑旂博士首先於『廣和出版社』（後改由青峰出版社）出版的『坐月子的方法』一書中，提出以米酒來坐月子，滴水不沾的理論。1995年廣和出版社出版『坐月子的指南』（後改名為『如何坐月子』），書中根據莊淑旂博士外孫女章惠如、章敏如老師的親身經驗，首度提出**將三瓶米酒濃縮提煉成一瓶『米酒水』**的方法，專供女性坐月子期間使用。迄今，已經造福了無數的產婦。1996年起，『廣和』正式於台灣展開服務，2000年為了提升坐月子的整體效果，『廣和』推出精心研發的**『廣和坐月子水』**，這項產品是由米酒精華露加上廣和獨家天然配方之後，以陶瓷共振技術化為人體容易吸收的小分子，專供孕產婦在坐月子期間使用的**『坐月子料理高湯』**。

『廣和專業月子餐』全程使用『廣和坐月子水』，配合傳承自莊淑旂博士的坐月子飲食理論，**已經讓無數婦女及台灣各界知名女性，包括多位新聞主播、政要代表以及知名主持人、藝人…等都能在產後短期內順利復出**。服務品質值得信賴！而**廣和莊老師系列**口碑見證良好的保健產品，更成為了現代婦女養身保健、恢復體型、滋潤皮膚的重要指標！

2003年一月份，『廣和』成功的**進入北美洲市場**，除了在美國洛杉磯順利完成美洲廣和健康管理機構開設與推廣作業外，也積極於華人密集的南加州地區舉辦各項推廣活動，獲得熱烈迴響。

2003年六月間，『廣和』**邁進中國大陸上海地區**，並與上海知名婦嬰醫院合作，成立五星級的坐月子中心，期許藉由不斷的推……能生出健康寶

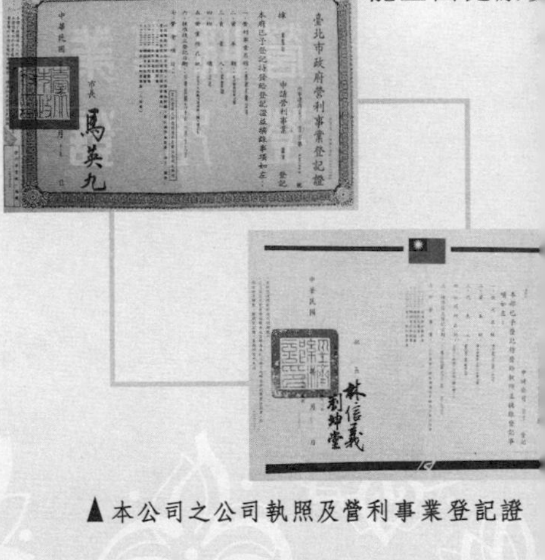

▲本公司之公司執照及營利事業登記證

坐月子飲食要訣

滴水不沾，以「米精露」或「廣和坐月子水」全程料理所有餐點

產婦只要喝下一滴水，就容易變成大肚子的女人！意思是說：水和其他飲料（尤其是冷飲），會對新陳代謝產生不良的作用，所以坐月子期間所有的料理，包含飲料、蔬菜、藥膳，甚至薏仁飯，均應以「米精露」或「廣和坐月子水」做全程的料理。

溫和的熱補

產前涼補，產後熱補，但要溫和的熱補。溫和的熱補有三大要領：

1.選用老薑，但必須爆透（爆至薑的兩面均皺起來，但不可爆焦），否則會太刺激且具“發”的特性，易造成上火、咳嗽等症狀。

2.選用慢火烘焙的黑麻油（**莊老師胡麻油**）。

3.使用無酒精成分的料理湯頭（**廣和坐月子水**）。

階段性的食補，嚴禁產後立刻大吃大喝

產後須按身體恢復的狀況來進補，第一周以排泄、排毒為主，第二周以收縮骨盆腔及子宮為主，第三周才開始真正進補，產後兩周內因身體內臟尚未收縮完全，疲勞亦未完全恢復，此時若吃下養分太高、太難消化的食物，身體是無法完全吸收這些養分的，過多的養分反而會造成“**虛不受補**”的現象（身體太虛弱，無法接受食物的養分），而虛不受補又分三種現象：

1.原本吸收力強、肥胖的媽媽，產後立刻進補就容易**造成產後肥胖症**

2.原本瘦弱的媽媽，無法吸收食物的養分，**易造成拉肚子，越拉越瘦**

3.過多的養分，產婦無法吸收，又無力代謝，就很有可能被體內荷爾蒙旺盛的**不正常的細胞所吸收而產生異狀**，如子宮肌瘤、卵巢瘤、乳房纖維瘤或腦下垂體瘤。

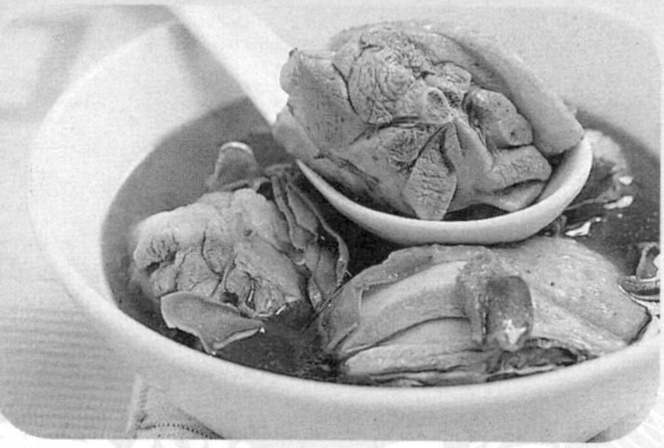

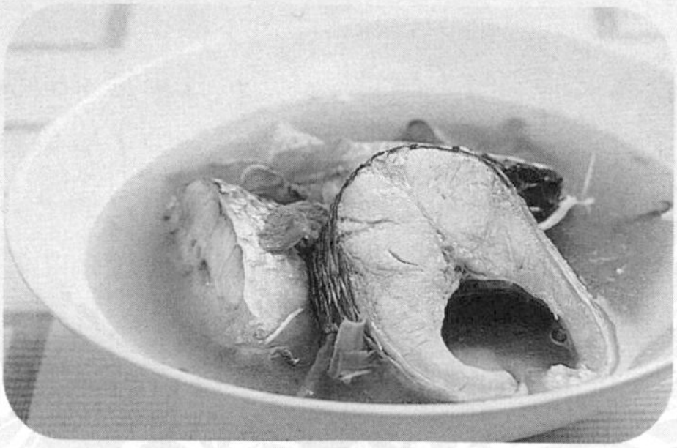

訂餐與服務流程

- 產前二個月來電訂餐，本公司安排專屬調理師至府上簽立訂購單並收取頭款（自然產30天頭款26000元；剖腹產及小產40天頭款33000元）。
- 申請優惠分期付款者，不需頭款，完成手續後依各期應繳金額繳款。
- 填寫個人坐月子諮詢表寄回總公司，以便依個人體質提供建議與服務。
- 產前十天開始送養肝湯。
- 欲購買莊老師仙杜康、婦寶、喜寶者可於產前委請您的專屬調理師代購，或直接來電總公司訂購，亦可報名參加免費準媽媽健康講座，於會場中直接購買。

醫院待產時，致電給您的專屬調理師，以利本公司中央廚房在第一時間

- 將餐點送達醫院。

中央廚房開始送餐，並由您的專屬
理師指導您食用方法（在醫院就送
醫院，在家就送至家中，一日五餐
每天配送一次，早上九點前送
（註）全年無休，加熱與保存方式
與調理師詢問）。

調理師親自輔導您綁腹帶（剖腹產
產後第六天，自然產第二天起即可
腹帶）

產後第八天付清尾款（自然產30天
款30000元，剖腹產及小產40天尾
40000元）。

坐完月子後，請將意見調查表寄回

註：餐點送達時間如上述，唯因交通壅塞
天災事變、或其他不可控之情事發生
則稍有影響餐點送達之可能性，如有
情形，可立即致電給您的調理師代為

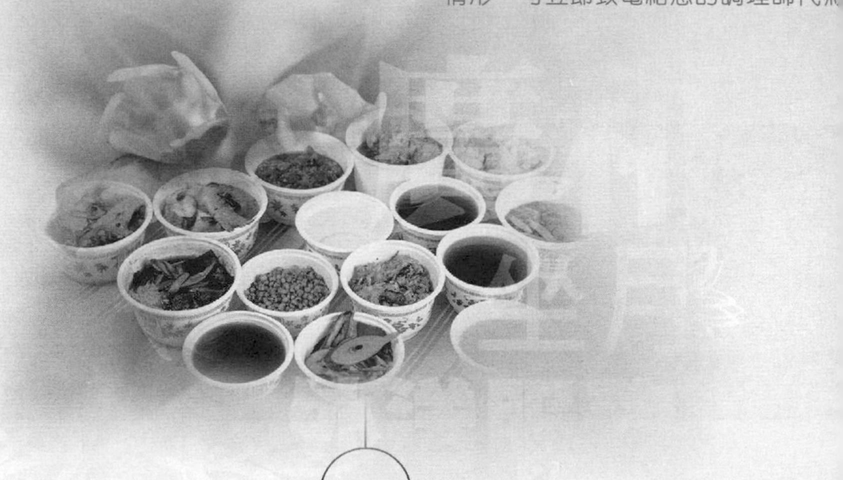

喜寶

『莊老師喜寶』含冬蟲夏草、珍珠粉鈣、小麥、甘草等天然成分；無論是懷孕或是產後，這段期間的婦女除了需要充分的休息來補充精神，更需要考慮胎（嬰）兒來自母親的養份之所需。『莊老師喜寶』的天然成分含有豐富的鈣及鐵質，是孕、產婦的最佳營養補給。對於**更年期**婦女朋友，『莊老師喜寶』也能提供所需的營養補給。

附註：

1. 孕婦於懷孕期間每日三粒，飯前各服一粒。產婦及更年期婦女每日早晚各服兩粒。
2. 本產品採膠囊包裝，為純天然的食品，每盒90粒，對膠囊不適者可拔除膠囊服用，沖泡溫開水服用亦可。

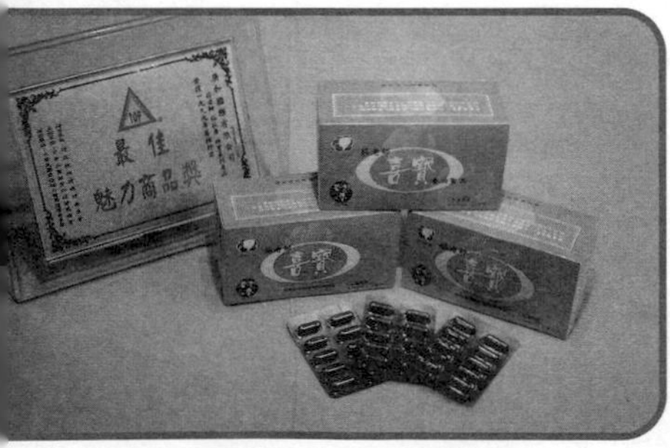

胡麻油

坐月子及生理期的婦女，最需要熱補，所以在飲食上基本三大要素，即**老薑、廣和坐月子水**及**莊老師胡麻油**。然而，此階段的婦女因身體較虛弱，所以需調整成**"溫和"的熱補**，否則極易因太過燥熱而產生上火的現象。『莊老師胡麻油』採**慢火烘焙**、且**百分之百天然純正**，完全符合熱補卻又不致於太過燥熱的原則。

附註：

1. 坐月子一個月用量需：三瓶/一箱（2,000cc/瓶）。
2. 本產品為『廣和坐月子料理外送』全省 中央廚房指定使用。

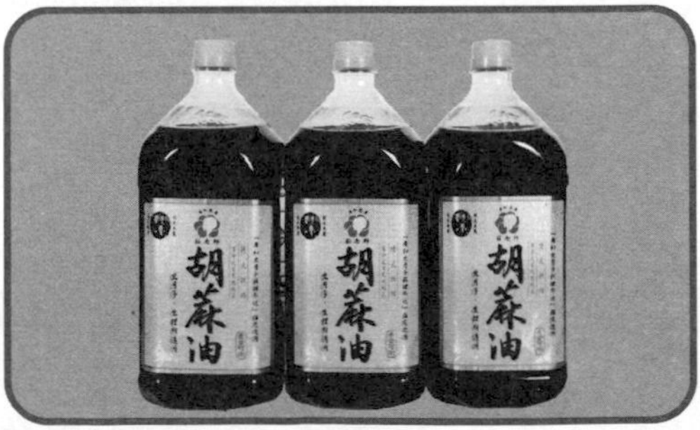

廣和莊老師保健聖品推薦

婦寶

『莊老師婦寶』是以特級薏苡爲原料，配合高品質的珍珠粉鈣、山楂、乾薑以及精選山藥、熟地黃和蛋殼粹取物等精心製造的天然食品。產婦在坐月子期間，因**賀爾蒙失調**，容易造成形神憔悴、皮膚粗糙、皺紋、黑斑等症狀；『莊老師婦寶』的天然成分中含有豐富鈣質，是女性**生理期、坐月子、流產、更年期**以及**閉經後**用以增強體力、滋補強身的營養補充好選擇。

附註：

1. 『莊老師婦寶』具有**破血性**，孕婦、胃出血、十二指腸出血、重感冒、發高燒時勿服用。
2. 『莊老師婦寶』每盒21包（7日份），自然生產30天須服用4盒，剖腹生產及小產40天須服用6盒。

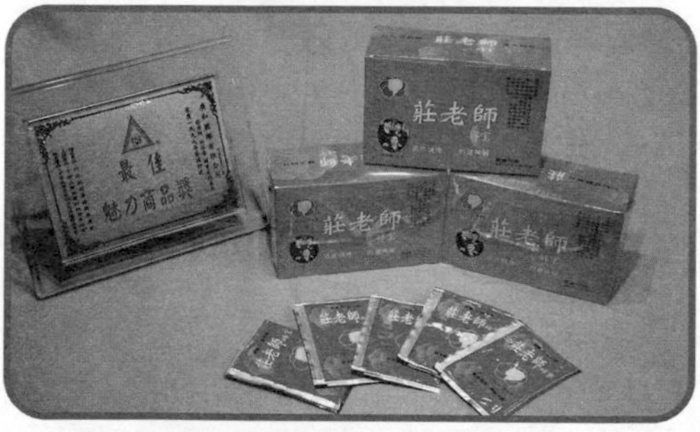

仙杜康

『莊老師仙杜康』以新鮮糙薏仁
主要原料，配合珍貴的冬蟲夏草、白
豆粉和甘草、麥芽、山楂等多種營養
分，可以**促進新陳代謝、減輕疲勞和**
顏美容，一般人適用，**尤其推薦產後**
女坐月子食用。婦女產後 內臟鬆垮且
下墜，坐月子期間內臟有回復原位的
能，服用『莊老師仙杜康』來 幫助**維**
消化道機能，使排便順暢，並且以正
的坐月子方法調養，讓您對回復產前

附註：

材更有信心！

1. 『莊老師仙杜康』孕婦禁用。
2. 『莊老師仙杜康』每盒28包，自然生產30天須服用6盒，剖腹生產及小產40天須服用8盒。

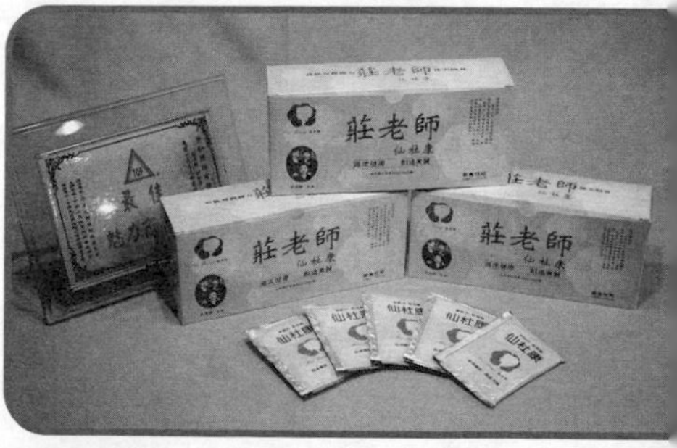

廣和莊老師保健聖品推薦

廣和坐月子水

「廣和坐月子水」是**專為產婦設計的坐月子小分子料理高湯**，系「**米酒精華露**」加上台灣廣和『**獨家天然配方**』之後，再以「**陶瓷共振技術**」化為人體容易吸收的小分子，專供產婦在坐月子期間使用。包括台灣多位新聞主播、知名主持人、藝人，在坐月子期間使用後，都已獲得驚人的印證。

附註：

適用對象：專產婦設計的坐月子小分子料理高湯，亦可作為生理期、更年期以及一般保養藥膳的料理湯頭。

使用方法：將瓶蓋打開即可作為料理用的高湯，坐月子30天用量五箱（60瓶）

產品規格：1,500cc × 12瓶 / 箱。

產品價格：4560元 /箱。

產品附註：「廣和坐月子水」是以精密科技將米酒內的精華提煉出來，再熬入台灣廣和獨家天然的中藥配方，最後將兩者藉由生化陶瓷產生能量共振的原理，將「米酒精華露」分子團進一步分解成細微的小分子，製成更容易被人體吸收的料理高湯，不含酒精成分，敬請安心使用。

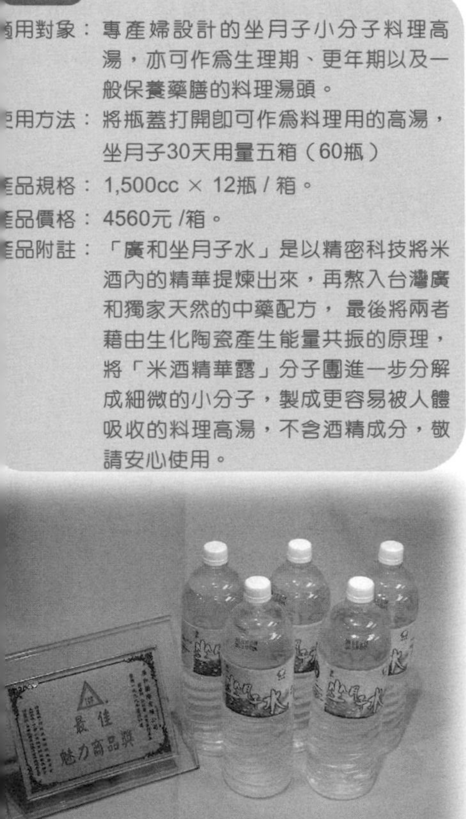

養要康

「莊老師養要康」為高科技濃縮錠，系由**杜仲濃縮萃取再加上枸杞**等藥材所製成，不但適合坐月子及生理期使用，亦可用於平日之身體保健之用。

本產品為「**廣和集團**」將多年累積的經驗，再結合「**泰宗生物科技股份有限公司**」之生技技術，歷經一年的研究與測試，才正式生產上市，效果與品質更勝傳統之杜仲膠囊。

附註：

適用對象：坐月子及生理期的婦女與常感腰酸者

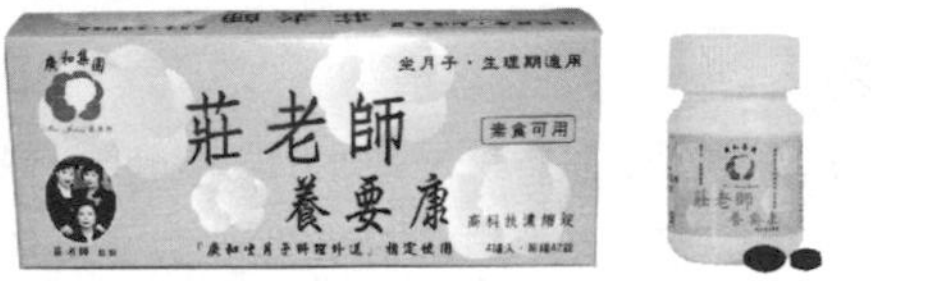

寡糖

「莊老師Oligo美體寡糖」**甜蜜而無負擔**！本產品寡糖成份57%以上不易被人體消化分解，具有**低熱量、無齲齒性**，並能有效**促進腸內有益細菌繁殖**，如**比菲德氏菌**等，適合家中有孩童、孕婦或產後半年須調整身體機能及注重日常保養者之最佳天然甜味料；**亦可代替味精烹調食物**，健康美味，是最佳的天然調味聖品。

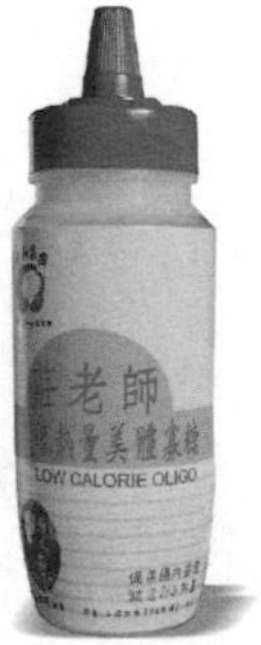

健康系列叢書一

自我健康管理 Self-health Handle

著作指導	莊淑旂
著作人	莊壽美、章惠如
發行人	莊壽美
編輯部	章惠如
業務部	賴駿杰、章秉凱
出版者	廣和出版社
登記證	新聞局局臺業字第四八七二號
地址	台北市士林區天母西路三號八樓之七
電話	0800-666-620
傳真	(02)2874-0593
銀行電匯	陽信商業銀行(天母分行)1042000758-7 廣和坐月子生技股份有限公司天母分公司 ※電匯必須來電告知以便處理
印刷所	達英印刷事業有限公司
總經銷	紅螞蟻圖書有限公司
地址	台北市內湖區舊宗路二段 121 巷 28 之 32 號 4 樓
電話	(02)2795-3656
傳真	(02)2795-4100
出版日期	2007 年 3 月第二刷
定價	200 元

國家圖書館出版品預行編目資料

自我健康管理／莊壽美著. — 二版. — 臺北
市 ： 廣和， 2003[民 92
面； 公分. –(健康系列叢書；1)

ISBN 957 – 8807 –24 – 4（平裝）

1. 健康法

411.1 92022564